沙尘天气与健康

Sand-Dust Weather and Health

孟紫强 张全喜 杨振华 ◎ 著

中国环境出版集团 · 北京

图书在版编目（CIP）数据

沙尘天气与健康 / 孟紫强，张全喜，杨振华著 . —北京：
中国环境出版集团，2022.8
ISBN 978-7-5111-5130-8

Ⅰ.①沙⋯ Ⅱ.①孟⋯ ②张⋯ ③杨⋯ Ⅲ.①沙尘暴—
气候影响—健康 Ⅳ.①R122.2

中国版本图书馆 CIP 数据核字（2022）第 066330 号

内容简介

本书对沙尘天气的发生、演化及其颗粒物的理化特性作了简要介绍，对浮尘天气、扬沙天气，特别是沙尘暴天气的健康影响、流行病学调查及其致病原因进行重点论述，对沙尘颗粒物的毒理学作用及其与疾病的剂量 – 效应关系作了详尽论述，对气象要素与大气污染综合作用影响健康的问题进行探讨，对沙尘颗粒物与致病微生物特别是病毒形成生物气溶胶而引起传染病感染的问题进行了介绍，对沙尘天气特别是沙尘暴对健康危害的预防对策作了详细论述。

出 版 人	武德凯	
责任编辑	赵惠芬	
封面设计	光大印艺	

出版发行 中国环境出版集团
（100062 北京市东城区广渠门内大街 16 号）
网 址：http://www.cesp.com.cn.
电子邮箱：bjgl@cesp.com.cn.
联系电话：010-67112765（编辑管理部）
010-67175507（第六分社）
发行热线：010-67125803，010-67113405（传真）
印 刷 北京中科印刷有限公司
经 销 各地新华书店
版 次 2022 年 8 月第 1 版
印 次 2022 年 8 月第 1 次印刷
开 本 787×1092 1/16
印 张 12.75
字 数 205 千字
定 价 78.00 元

前　言

　　沙尘天气包括浮尘、扬沙、沙尘暴及强沙尘暴4种天气类型，其中沙尘暴由于对生命财产具有巨大的急性危害而更加受到重视。这4种天气类型往往相互关联。沙尘暴在发生和传输过程中随着时间和传输距离的推移，风力和沙尘浓度逐渐减小而演变为扬沙天气，进而演变为浮尘天气。此外，扬沙或浮尘天气也可以在局部范围由大风卷起沙尘而直接发生。

　　沙尘暴是一种自然现象，在我国古代就有记载。沙尘暴发源于沙漠及其周边地区，那里自古人烟稀少，这种灾害天气对健康的影响在以往很少受到重视。随着人口的增加、环境污染的加剧以及人类活动对地表植被的严重破坏，强沙尘暴发生的频率和影响范围急剧增加。沙尘暴在其强大的风力推动下从源区快速向更远的地方传输，进入人口密集的城镇，甚至大都市，导致巨大的人群暴露在沙尘侵扰之中，从而使沙尘天气对健康的影响成为全社会共同关心的问题。为此，自2003年开始，依托山西大学孟紫强教授主持的国家自然科学基金重点项目"沙尘暴细颗粒物的理化特性及其对人体健康的影响"的资助，在北京大学、北京医科大学、北京师范大学和中国疾病预防与控制中心多位专家参与下，在我国北方沙尘暴频发区甘肃省武威市和内蒙古自治区包头市进行大规模沙尘天气流行病学调查及沙尘颗粒物理化特性与毒理学效应的研究，开启了关于各种气象要素与健康以及气象要素与大气污染物综合作用对人群健康影响的研究。我们的研究发现，沙尘天气对暴露人群的健康影响很大，这种影响可分为急性效应、滞后效应和长期效应。此外，沙尘颗粒物也可以附着各种环境致病微生物特别是病毒而形成生物气溶胶，后者可以远距离输送，当进入人体以后可导致多种传染性疾病的发生。最近非洲有研究报告，新型冠状病毒感染和传播与沙尘颗粒物有关。因此，沙尘颗粒物与传染病的关系应该引起重视，值得进一步研究。

本书主要由我们课题组连续多年在沙尘天气与健康方面的研究成果总结而成。同时，本书也对国内外其他实验室和作者的相关研究成果进行了介绍和评述。希望读者通过本书能够对沙尘天气的发生、传输、理化特性及其医学和毒理学方面的知识有一个全面了解，并能够应用这些知识去解决有关沙尘天气的健康影响问题和制定相关防护对策。

本书可供医学院校公共卫生、环境健康专业及非医学类高校环境科学及其他相关专业教学参考，及其本科学生和研究生学习借鉴，同时也可供有关环境保护与环境医学科研工作者及管理人员阅读参考。

本书出版之际，特别致谢国家气象局有关单位和甘肃省武威市环境监测站为本研究提供的大量气象观察或大气环境监测数据，为本研究的顺利完成提供了条件。

由于我们的水平所限，本书疏漏和不足之处在所难免，希望有关专家、老师及广大读者提出宝贵意见。

孟紫强

于太原，山西大学蕴华庄

2022 年 5 月 8 日

目　录

1 沙尘天气的发生与分布 ………………………………………… 1

  1.1 沙尘天气的定义、特征与强度划分 ………………………… 1

  1.2 沙尘天气的成因、传输与时空分布 ………………………… 3

  1.3 沙尘天气的危害及其防治对策 ……………………………… 6

2 沙尘天气颗粒物的理化特性 ………………………………… 10

  2.1 沙尘天气颗粒物的理化特性概述 ………………………… 10

  2.2 沙尘暴源地和传输路径对沙尘暴颗粒物化学组成的影响 …… 11

  2.3 沙尘天气颗粒物对城市大气环境的影响 ………………… 12

  2.4 农业城市——武威市沙尘颗粒物的理化特征 …………… 13

  2.5 工业城市——包头市沙尘颗粒物的理化特征 …………… 16

  2.6 武威市和包头市的大气污染及沙尘理化特征比较 ……… 20

3 沙尘天气对健康影响的急性效应 …………………………… 22

  3.1 沙尘天气频发区气象和大气环境状况 …………………… 22

  3.2 沙尘暴对居民健康的急性效应 …………………………… 26

  3.3 沙尘暴对小学生健康的急性效应 ………………………… 35

4 沙尘天气对健康影响的滞后效应 …………………………… 40

  4.1 沙尘天气流行病学研究方法 ……………………………… 41

  4.2 沙尘天气对医院日门诊人数的影响 ……………………… 43

  4.3 沙尘天气对医院日住院人数的影响 ……………………… 75

5 沙尘天气对健康影响的长期效应 …………………………………………… 102

　　5.1 研究地点的地理、气象及环境污染特征 ………………………… 103

　　5.2 沙尘天气对暴露居民常见疾病患病率的影响 ………………… 104

　　5.3 沙尘天气及沙尘颗粒物与非职业性尘肺的关系 ……………… 113

6 沙尘颗粒物对健康影响的毒理机制 ……………………………………… 123

　　6.1 沙尘颗粒物对肺泡巨噬细胞毒性作用的体外研究 ………… 123

　　6.2 沙尘颗粒物对细胞 DNA 损伤作用的研究 …………………… 136

　　6.3 沙尘颗粒物对机体氧化损伤作用的研究 …………………… 141

　　6.4 沙尘颗粒物对人血淋巴细胞遗传毒理学效应的研究 ……… 145

　　6.5 沙尘颗粒物对细胞增殖、细胞周期和信号转导影响的研究 … 152

　　6.6 沙尘颗粒物致突变作用的研究（Ames 试验） ……………… 154

　　6.7 沙尘颗粒物的特征及其毒性研究热点 ……………………… 155

7 沙尘天气健康研究要览与展望 …………………………………………… 158

　　7.1 我国沙尘天气的发生状况和特点 …………………………… 158

　　7.2 沙尘天气及沙尘颗粒物健康影响的特征 …………………… 159

　　7.3 沙尘细颗粒物的毒理学作用 ………………………………… 163

　　7.4 对沙尘天气健康危害的公共卫生预防措施 ………………… 165

　　7.5 展望 …………………………………………………………… 167

附录 1 孟紫强课题组关于沙尘天气与健康方面发表的著作和论文 …… 176

附录 2 作者简介 …………………………………………………………… 179

参考文献 ……………………………………………………………………… 183

1 沙尘天气的发生与分布

1.1 沙尘天气的定义、特征与强度划分

1.1.1 沙尘天气的定义

沙尘天气是指强风从地面卷起大量尘沙，使空气浑浊，水平能见度明显下降的一种天气现象，主要发生在干旱、半干旱及土地沙漠化比较严重的地区。根据中国气象局2003年3月1日实施的新标准，沙尘天气分为浮尘天气、扬沙天气、沙尘暴、强沙尘暴4类，其中浮尘天气指尘土、细沙均匀地浮游在空中，使空气较为浑浊，水平能见度小于10 km的天气现象；扬沙天气指风将地面尘沙吹起，使空气相当浑浊，水平能见度在1~10 km的天气现象；沙尘暴指强风将地面大量尘沙吹起，使空气非常浑浊，水平能见度小于1 km的天气现象；强沙尘暴指大风将地面尘沙吹起，使空气极为浑浊，水平能见度小于0.5 km的天气现象（图1-1）。

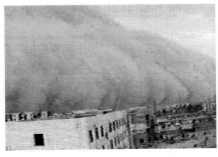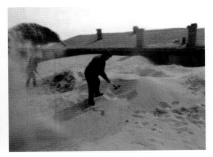

图1-1 受沙尘暴袭击的城市及农村农舍

关于沙尘暴，不同的国家或地区有不同的名称。中国学者把沙暴（sand storm）和尘暴（dust storm）合起来统称为沙尘暴（sand-dust storm），有些国家（如美国）就分开来观测定义。国际刊物上发表的文章多将沙尘暴写为dust storm。

1.1.2　沙尘天气的主要特征

浮尘、扬沙、沙尘暴、强沙尘暴天气的共同特点是天空浑浊、能见度降低、空气质量恶化。当沙尘暴到来时，强风裹挟着沙尘滚滚向前，同时伴随着高空浮尘飘飘、地面扬沙连连，使得沙尘暴与扬沙、浮尘密切联系在一起，常常难以分割。但是，浮尘、扬沙、沙尘暴除导致空气水平能见度下降程度不同外，三者还是有区别的：浮尘多为远处尘沙经上层气流传播而来，或由于远地或本地产生沙尘暴或扬沙后，尘沙等细小颗粒浮游空中而形成，出现时远方物体呈土黄色、太阳呈苍白色或淡黄色；扬沙形成机理与沙尘暴相近，它们的动力和热力学机制也基本相同，但扬沙多为本地沙尘被风吹起，影响范围较小；沙尘暴或强沙尘暴传输距离远，影响范围大，出现时天空呈现黄褐色或红褐色，能见度急剧下降。有的特强沙尘暴到来时，天空一片黑暗，可达"伸手不见五指"的程度，当地居民称其为"黑风"或"鬼怪"。

1.1.3　沙尘暴的强度划分

对沙尘暴强度的等级划分，一般采用风速和能见度两个指标，不仅因为这两个指标是目前气象台（站）的常规观测项目，资料记录历史较长，应用范围较广，易于获取，而且因为能见度差和风速高是沙尘暴的两个最主要致灾因素。表1-1为适合我国西北地区沙尘暴天气强度的划分标准，目前多数气象台（站）采用此标准。

表 1-1　沙尘暴天气强度的划分标准

强度	瞬间极大风速	最小能见度
特强（黑风暴）	≥10级或≥25 m/s	0级（<50 m）
强	≥8级或≥20 m/s	1级（<200 m）
中	6～8级或≥17 m/s	2级（200～500 m）
弱	4～6级或≥10 m/s	3级（500～1 000 m）

注：当风力和能见度不协调时，沙尘暴强度的确定方式分两种情况：①凡风速大、能见度高时，强度以能见度对应级确定，如最大风速为30 m/s、能见度为100 m时，则确定为强沙尘暴天气；②当风速小、能见度也低时，则从原有风速对应级上升一级强度，如最大风速为19 m/s、能见度为100 m时，上升一级定为强沙尘暴天气。

1.2 沙尘天气的成因、传输与时空分布

1.2.1 沙尘天气的成因

沙尘天气是由于地面植被覆盖度低、地面沙尘在大风裹挟下卷入大气之中而形成的以沙尘在空气中急剧增加为特征的一类天气，它包括沙尘暴、扬沙天气和浮尘天气。这 3 类沙尘天气的成因除了具有其共同之处外，还各有特点。

沙尘暴的发生是特定的气象和地理条件相结合的产物，其形成必须同时具备以下 3 个条件：大风、丰富的沙尘物质及不稳定的空气状态。大风是形成沙尘暴的动力条件，只有具备强而持久的风才能吹起大量的沙尘。丰富的沙尘源是形成沙尘暴的物质基础，沙漠、退化的林草地、无植被覆盖的干松土地、城乡建筑工地的泥沙等都可能成为沙源。而不稳定的空气状态则导致局地热对流猛烈发展，产生强大动力将沙尘卷入高空，从而形成沙尘暴或扬沙天气。沙尘暴或扬沙天气过后，沙尘中比较粗的沙粒依靠重力作用而逐渐下沉到地面，比较小的颗粒物［如可吸入颗粒物（PM_{10}）、细颗粒物（$PM_{2.5}$）以及超细颗粒物（或称纳米级颗粒物）］的重力作用较小，很难下沉到地面，从而留在空气中，形成浮尘天气。空气中越是细小的颗粒物，越容易被风力输送到更远、更广阔的地方。因此，PM_{10}、$PM_{2.5}$ 以及超细颗粒物可以从源地随风而远距离输送到未发生沙尘暴或扬沙天气的地域或大都市，从而引起浮尘天气发生。

尽管沙尘暴同洪水、地震和火山喷发一样，是大自然万物消长中的一环，有其自身的活动规律。但近代强沙尘暴发展趋势的剧增，除与全球气候变化有关外，还与自然资源被过度开发利用以及不合理的人为活动干扰造成的大面积植被破坏、沙化加剧、水土流失、土壤次生盐渍化等密切相关，而不能完全归结为是自然风沙活动的结果。可以说，正是人类不合理的经济活动加剧了沙尘暴的强度和频率，或者说沙尘暴是伴随人类活动破坏生态平衡而愈演愈烈的。

1.2.2 沙尘暴的传输

沙尘暴天气过程所产生的沙尘气溶胶微粒在输送过程中不断地沉降、扩散和稀释，但粒径为 0.5～4.0 μm 的沙尘气溶胶粒子具有远距离输送的能力，可随大气环流输送到较远的地方去，对那里的天气和气候产生影响。例如，我国西北地区的沙尘暴天气过程可将当地的黄沙细粒子输送到日本、韩国等国家，甚至北太平洋地区，作为该地上空冷却云中凝结核的一部分，起到增加降水的作用。撒哈拉及其周围干旱区的沙尘可通过热带东风气流的携带，越过大西洋，输送到美洲大陆；还可通过沙尘暴过程输送沉降到欧洲中部、南部以及德国北部地区等。

我国北方春季的沙尘天气是与冷空气活动产生的大风相伴出现的。与冷空气活动路径相联系，西北地区沙尘暴天气的出现主要有 3 条移动路径：西北路径（冷空气源于北冰洋冷气团，强冷空气自西西伯利亚向东南经我国新疆、内蒙古西部入侵河西走廊，造成大风沙尘，穿过巴丹吉林和腾格里沙漠，然后东移至鄂尔多斯高原）；西方路径（主要发生在塔里木盆地、河西走廊西部、青海省等）；北方路径（从蒙古国经我国内蒙古中部到达宁夏、陕北、华北等地）。其中西北路径沙尘暴天气最多，约占总数的 68%，且该路径沙尘暴具有移动迅速、强度大、影响范围广、灾害重的特点（图 1-2）。

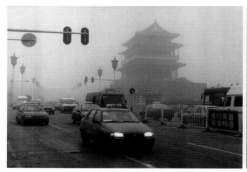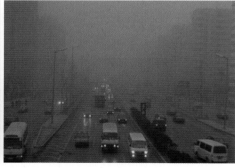

图 1-2 沙尘暴袭击大都市

1.2.3 沙尘天气的时空分布

全世界四大沙尘暴多发区分别位于中亚、北美、中非和澳大利亚，无不与广袤的沙漠相联系。我国的沙尘暴属于中亚沙尘暴区的一部分，主要发生在北方干旱、半干旱地区，是世界上在中纬度地区发生沙尘暴最多的区域，其总的特点是西北多于东北地区、平原（或盆地）多于山区、沙漠及其边缘多于其他地区。沙源区主要分布在西北地区的巴丹吉林沙漠、腾格里沙漠、塔克拉玛干沙漠、乌兰布和沙漠、毛乌素沙地周围。其中河西走廊到内蒙古中西部、宁夏干旱区，既是我国沙尘暴最主要的源地区，也是受沙尘暴影响最严重的地区。华北北部的广大地区为沙尘暴的扩散影响区。

不同沙尘天气在时空上往往有一定联系。沙尘暴发生时风力强大，随着传输距离的增加，沙尘暴的面积越来越大，而风力和沙尘浓度逐渐减小，从而逐渐转变为扬沙天气。由此可知，扬沙天气的影响范围比沙尘暴更广，一直延伸到长江中下游地区。随着沙尘暴或扬沙天气在传输过程中风力的减小，较粗的沙尘随着风力的减小和重力的作用而下落到地面，留在高空中的细颗粒物将随着微风输送到面积更大的远方，逐渐演化为浮尘天气。因此，浮尘天气的影响范围更广，其影响区域可一直延伸到四川盆地和南岭北侧。

我国沙尘暴有季节和月份变化的特点，冬、春季最多，夏季次之，秋季（新疆地区为冬季）最少。按月份来看，4月发生频率最高，3月和5月次之，秋季的9月（新疆为12月或1月）最低。沙尘暴也具有明显的日变化特征，主要发生在午后到傍晚时段内，约占总数的65.4%。在河西走廊中部地区，黑风暴大多出现在12：00—22：00（图1-3～图1-5）。

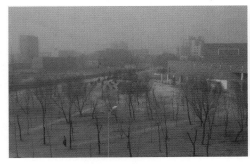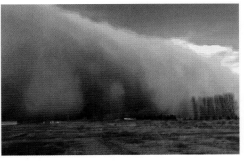

图1-3 2006年3月27日扬沙天气袭击山西大学校园（左）；
2018年11月25日，甘肃张掖沙尘暴来袭，"沙墙"高达上百米，
伴有7～8级大风，张掖消防启动应急预案（右）

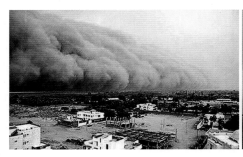
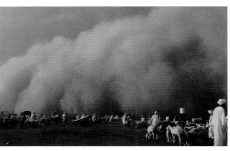

图 1-4　伊朗大都市设拉子于 2018 年 5 月 13 日发生的一次强沙尘暴，
研究表明沙尘的主要来源是沙特阿拉伯的沙漠

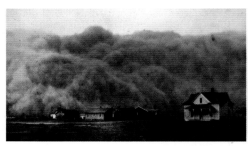
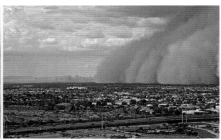

图 1-5　1935 年 4 月 18 日，美国得克萨斯州斯特莱福德市附近的村庄
遭到沙尘暴袭击（左）；2011 年在美国发生的一次强沙尘暴吞噬凤凰城的一瞬间（右）

1.3　沙尘天气的危害及其防治对策

1.3.1　沙尘天气对生态环境及生命财产的危害

沙尘天气特别是沙尘暴对生态环境、社会经济及暴露居民的生命财产造成巨大损失或危害，主要表现在以下几方面：

①沙尘暴或扬沙天气发生时，风沙流对地面的吹蚀与磨蚀作用，可使肥沃的土壤变得贫瘠，生态环境遭受破坏、农田生态系统及各种农业设施遭到损害，农业生产受到严重冲击，植物特别是农作物的生长、光合作用受到严重影响，导致农作物减产甚至绝收。

②沙尘暴或扬沙天气发生时，大量流沙移动，导致大量沙粒沉积，掩埋农田、

草场、居民区、工矿、铁路、公路等，不仅使当地景观发生恶性变化，而且严重影响当地经济发展。

③伴随沙尘暴或扬沙天气的发生，特别是沙尘暴来势凶猛，超强的风速，产生严重的风蚀现象，是土地沙漠化最重要的因素之一。

④沙尘暴或扬沙天气发生时，破坏力巨大的强风会强力破坏各种工农业设施、拔树毁房、吹翻机动车辆，还会中断供电线路、破坏交通和通信设施以及干扰无线电波信号等，对当地的经济建设造成严重破坏。

⑤沙尘暴或扬沙天气发生时，人畜遭受强风和沙尘的袭击，生命安全受到威胁，财产受到巨大损失。1993 年 5 月 5 日发生在我国西北地区的特大沙尘暴，使新疆、甘肃、内蒙古、宁夏四省（自治区）共死亡 85 人、伤 264 人、失踪 31 人、死亡和丢失牲畜 12 万头，受灾农田和林地达几十万公顷，数以百计的塑料大棚被毁，公路、铁路、供电线路、基础设施等破坏严重，经济损失达数亿元。2000 年 3 月中下旬的沙尘暴使内蒙古阿拉善左旗和额济纳旗 376 眼人畜引水井被风沙埋没、近千座牲畜棚圈和塑料大棚被破坏、牧民的 80 万 kg 饲草被风刮走、8 万多亩[①] 麦田麦种被吹出，直接经济损失达上千万元。

⑥沙尘天气的发生，对环境卫生质量造成严重影响。沙尘天气过程使大气中悬浮颗粒物浓度剧增，产生严重的环境污染，人体被迫吸入大量颗粒物，而空气颗粒物的毒性作用很强，可使人体健康受到严重损害。

然而，研究也表明，黄土高原就是在远古时期由沙尘暴输送的沙粒和土壤堆积而成的，夏威夷群岛上最初的土壤来自我国西北地区干旱、苍凉的荒原。此外，沙尘暴对中和酸雨、消除雾霾、减轻温室效应、减缓全球变暖趋势也有一定的积极作用。

1.3.2 防治沙尘天气危害的对策

1.3.2.1 沙尘天气防治措施

防治沙尘天气特别是沙尘暴对生态环境和生命财产的危害，主要应采取以下几点措施。

---

① 1 亩 =0.066 7 hm²。

①防治沙尘天气的危害，必须树立科学的态度、正确的理念，摒弃长期以来在治理沙尘天气上的认识误区。比如，认为沙尘天气的危害就是沙漠里的沙粒给人类造成的危害，防御沙尘天气的危害就是治理沙漠，没有认识到沙尘天气的主要危害成分不仅是沙漠里的沙粒，而且也包括来自农田和退化草原的 PM_{10}（直径小于 100 μm）和 $PM_{2.5}$。另一种是认为治沙就是植树造林，没有认识到防御沙尘天气发生和危害，最主要的是采取综合措施，增加地面植被覆盖度。还有一种是认为"人定胜天"，主张"人进沙退"，背离了自然规律，这种方法可能会使局部地区环境在短时间内有所改善，但从长期的整体情况来看，并未从根本上解决问题。因此，防治沙尘天气的发生及其危害，不仅要进行制度创新、技术创新，更要进行人类价值观念的创新。

②建立和完善沙尘天气的动态监测和预警系统，做好沙尘天气预报和预警服务，加强对沙尘天气的科学研究，掌握沙尘天气发生发展的规律和机制。在沙尘天气低发期，抓住有利时机，创造有利于植被生长的环境，增加植被的覆盖度。在沙尘天气高发期，及时预报预警，大力普及防灾知识，提高群众防灾意识，做好防护准备工作。

③严格执行《中华人民共和国环境保护法》《中华人民共和国森林法》《中华人民共和国草原法》《中华人民共和国水土保持法》等相关法律法规。在已经沙化的地区，实施生物措施与工程措施相结合，乔木、灌木、草本植物种植相结合。在生态脆弱的地区实行退耕还林还草和生态修复建设，严禁草场过度放牧，并且有计划地将西部生态脆弱区分散居住的人口迁移到生态条件较好的地区，用生态移民的办法建立生态无人区，靠自然生态的自我修复功能达到恢复生态的目的。

④防止沙漠戈壁边缘的土地沙化，保护好沙区现有天然植被，封沙封滩，育草育林，建立起遏制沙漠化推进的生态屏障，增加地面覆盖度，逐步扩展沙漠绿洲。

⑤根据当地降水量、土壤储水量及水资源利用情况，合理安排作物种植，大力推广节水灌溉技术，提高水利用率，严防地下水采用过度、水位下降。

1.3.2.2 沙尘天气的个人卫生防护

沙尘天气来临时要减少外出，远离沟渠池塘，避开残垣断壁，保护家禽家畜；建筑工人及清洁工人暂停户外作业，儿童迅速回家或找可靠的建筑物躲避等。如因职业或工作需要必须在室外活动时，最好使用防尘、滤尘口罩，或用湿毛巾、纱巾保护眼、耳、口、鼻等。其他保护措施包括戴合适的眼镜，穿戴防尘的手套、鞋袜、衣服，勤洗手脸。一旦发生持续咳嗽、气短、发作性喘憋及胸痛时，要尽快去医院就诊。在沙尘天气多发季节，应多饮水、多吃蔬菜水果等清淡食物，适当增加肉、蛋、奶的摄入，以提高人体免疫力；对于抵抗力较差的老年人、婴幼儿以及患有呼吸道及心脑血管疾病等慢性病的人群更应该加强营养、注意保健，尽可能远离沙尘。

2 沙尘天气颗粒物的理化特性

长期以来，人们对沙尘天气，特别是对沙尘暴颗粒物的化学组成、来源、传输路径以及传输过程中污染颗粒物和矿物颗粒物之间的交互作用等问题进行了大量研究。研究发现，沙尘天气颗粒物的理化特性与其源区和传输途经地区的环境状况有关。因此，不同地区、不同时间采集的沙尘颗粒物的化学组成往往有很大差异，而且沙尘暴的远距离传输，不仅传输了大量的矿物元素，同时还携带了相当量的污染元素和营养元素，对全球的生物地球化学循环和全球环境变化将会产生深远影响。

2.1 沙尘天气颗粒物的理化特性概述

沙尘天气时不仅空气中总悬浮颗粒物（TSP）浓度急剧增加，而且 PM_{10} 和 $PM_{2.5}$ 水平也急剧增高。对我国沙尘天气和灰霾天气颗粒物的一项比较研究指出，沙尘天气发生期间大气颗粒物中的主要离子浓度顺序为 $SO_4^{2-}>Ca^{2+}\gg NO_3^->Cl^->NH_4^+>Na^+$，灰霾天气发生期间顺序为 $SO_4^{2-}>NO_3^->NH_4^+\gg Cl^->Ca^{2+}>K^+$。沙尘天气发生期间粗颗粒物增多，灰霾天气发生期间细颗粒物增多。沙尘天气发生期间颗粒物碱度高，而灰霾天气发生期间颗粒物酸度高。沙尘和灰霾颗粒物有助于硫酸盐和硝酸盐的形成，沙尘天气颗粒物中硫酸盐的主要化学形成物是硫酸钙（$CaSO_4$），而灰霾天气发生期间硫酸盐和硝酸盐的主要化学形成物是硫酸铵 $[(NH_4)_2SO_4]$ 和硝酸铵（NH_4NO_3）。

对沙尘天气颗粒物理化性质的一项研究表明，元素碳（EC）和有机碳（OC）是 $PM_{2.5}$ 的主要成分之一。沙尘天气发生期间及其随后的几天，元素碳浓度明显降低，这主要是因为沙尘的稀释效应。有机碳的浓度有所下降，但统计学上不显著。令人惊奇的是，在沙尘天气过后的几天，$PM_{2.5}$ 中地壳元素和元素碳都在下降，而有机碳的百分比含量不断上升，这可能是由于沙尘提供了更大的反应表面积，使有机气体化合物的气固转化增加所致。

一项研究对沙尘暴源头（内蒙古多伦和陕西榆林）、传输中途（北京）及传输末端（青岛和上海）大气中 TSP、PM_{10} 和 $PM_{2.5}$ 进行同步采样和化学分析，证明沙尘暴颗粒物在其长距离传输过程中，既输送比常日颗粒物高达数十倍的矿物元素，又输送比常日高几倍甚至十几倍的痕量污染元素。这些污染物部分来自沙尘暴长距离传输过程中矿物颗粒物与沿途污染源排放的污染颗粒物的混合，部分来自沙尘暴入侵气团和当地污染气团之间的交汇叠加，同时也证明沙尘暴带来的大量矿物颗粒物，尤其是其中的细颗粒物有利于污染物的转化和积聚。此外，在沙尘暴颗粒物中检测出高浓度的 Fe（Ⅱ），且 Fe（Ⅱ）与硫酸盐呈正相关，表明沙尘暴空气中可能存在硫铁耦合反馈机制。

对我国 2002 年春季发生的沙尘暴传输过程中沙尘颗粒物理化特性的研究表明，在颗粒物长距离传输过程中普遍存在不同来源、不同传输路径的矿物颗粒物与污染颗粒物相互混合。根据化学特征可将沙尘暴颗粒物中的主要水溶性离子分为三组：矿物离子（Ca^{2+}、Na^+、Mg^{2+}）、污染性矿物离子（SO_4^{2-}、Cl^-、K^+）和污染离子（NO_3^-、NH_4^+、NO_2^-、F^-）。矿物离子和污染离子是沙尘暴天气颗粒物中离子的主要部分，而污染性矿物离子在不同强度的沙尘天气均占有一定比例，表明矿物颗粒物和污染颗粒物的混合在沙尘天气普遍存在，而在中等或者较弱沙尘天气条件下更显著。强沙尘暴的颗粒物中主要离子的存在形式是 $CaCO_3$，中等或较弱强度沙尘暴下是 $CaSO_4$，非沙尘天气时是 NH_4NO_3。沙尘颗粒加速了硫酸盐和硝酸盐的二次转化，其携带的硫酸盐和硝酸盐能够进行更远距离的传输并对全球生物地球化学循环和全球环境产生更加深远的影响。

2.2 沙尘暴源地和传输路径对沙尘暴颗粒物化学组成的影响

源区和传输路径是影响沙尘暴化学组成最重要的两个因素。有研究者以 Ca/Al 比值作为元素示踪体系来判断沙尘暴的来源。源于内蒙古中西部沙漠及黄土高原的传输路径可被看作"污染"路径，沿此路径传输的沙尘颗粒物携带更多的污染元素。这些污染元素或者是来自土壤尘（如 Zn），或者是沙尘与沿途污染颗粒物的混合（如 As 和 Pb），或者来自北京本地的"污染"扬尘（如 As 和 Pb）或者沙尘颗粒表面的反应。相反，从内蒙古戈壁滩和内蒙古北部沙地传输到北京的沙尘颗粒物中污染元素较少，是相对"清洁"的路径。

一项研究发现，北京沙尘暴存在盐湖盐渍土源。单颗粒物分析发现，S 和 Cl 是唯——对呈显著正相关的元素。X 射线光电子谱仪（XPS）电子能谱分析发现 S 和 Na 同时在颗粒物表面富集，离子分析表明 SO_4^{2-} 和 Cl^- 呈线性相关。颗粒同时含有 S、Cl 和 Na，且 S 和 Cl 显著正相关，Na 相对富集，表明这些颗粒来自沙尘暴途中所经过的干盐湖盐渍土地区。因此，北京沙尘暴颗粒物不仅来自其源头沙漠，其所经过的包括干盐湖盐渍土的大范围干旱、半干旱地区的表层土也是其主要来源之一。

为了估算和区分北京大气颗粒物污染的主要组成矿物颗粒物的外来源和本地源，有人提出一种新的元素示踪法，即根据颗粒物中元素 Mg/Al 比值对北京地区矿物颗粒物本地源与外来源进行区分，从而估算出北京地区矿物颗粒物中本地源与外来源的相对贡献量。春季外来源占 TSP 的 38%～86%，占 PM_{10} 的 52%～90%，占 $PM_{2.5}$ 的 59%～93%；冬季外来源占 TSP 的 52%～83%，占 PM_{10} 的 52%～93%，占 $PM_{2.5}$ 的 7%～79%；而在夏季和秋季，外来源仅占约 20%。冬、春季外来源对北京矿物颗粒物的贡献明显高于夏季，沙尘暴发生期间外来源贡献最高可达 97%，成为北京大气颗粒物的主要来源。

2.3　沙尘天气颗粒物对城市大气环境的影响

沙尘天气对大气环境质量的影响很大。以沙尘暴为例，沙尘暴颗粒物对源区城市影响最大，并随着传输距离的增加而减弱。沙尘暴颗粒物对源区粗颗粒物的化学组分影响要大于 $PM_{2.5}$，而在远离源区的城市对 $PM_{2.5}$ 的化学组分影响高于粗颗粒物。沙尘暴颗粒物一方面混合了沿途大量的污染物并携带到下游地区；另一方面也对一些污染物产生清除和稀释作用。不同的沙尘暴颗粒物由于其来源和传输路径不同，对城市大气颗粒物中化学组分的影响也有明显差别。颗粒物中的 Ca^{2+} 对城市酸化具有强烈的缓冲作用，可使颗粒物的 pH 增加 1 左右。

沙尘天气发生期间，大气颗粒物浓度都有明显增加，同时有部分的二次组分被入侵的矿物组分取代，此取代对 $PM_{2.5}$ 更明显。沙尘暴颗粒物在传输过程中，颗粒物酸度增大，表明发生了碱性沙尘颗粒物与酸性气体和污染颗粒的相互混合和相互作用。硫酸盐和硝酸盐的形成机制不同，沙尘颗粒物更有利于硫酸盐的形成。

2.4   农业城市——武威市沙尘颗粒物的理化特征

2.4.1   地理位置和气象特征

武威市位于甘肃省中部，河西走廊的东端，东临兰州，西通金昌，南依祁连山，北接腾格里沙漠，处于沙漠边缘，属于沙源地区，面积为 33 249 km²。年平均气温约 7.8℃，降水量为 60～610 mm，蒸发量为 1 400～3 010 mm，日照时数为 2 200～3 030 h，无霜期为 85～165 d，属于典型的大陆性气候。

春季为武威市沙尘多发期，2000—2004 年平均每年春季暴发沙尘天气约 13 次。武威市的春季，一般白天气温相对较高，使大气处于不稳定状态。春季前期少雨，导致表层土质干燥疏松，为沙尘天气发生提供物质基础，因此非常容易发生沙尘天气。

2.4.2   武威市大气化学组成及影响因素

2.4.2.1   大气化学组分的理化特征

武威市以农业为主，人为工业污染较少，以 2004 年为例，SO_2 年均质量浓度为 21 μg/m³，NO_2 年均质量浓度为 26 μg/m³，均达到国家二级标准。沙尘天气多发期（3—5 月）之外其他月份大气 PM_{10} 平均质量浓度约为 87 μg/m³，而沙尘天气多发期大气 PM_{10} 质量浓度平均高达 322 μg/m³。

沙尘暴发生时，颗粒物浓度迅速增加，质量浓度最高可比前一天增加 5.2 倍。

与美国 1997 年颁布的 $PM_{2.5}$ 日均质量标准 65 μg/m³ 进行比较①，有的年份在 3—5 月超标的天数高达 75%。可见武威市春季颗粒物污染严重，而且受到沙尘天气的严重影响。

武威市春季大气 $PM_{2.5}$ 的主要离子成分为 SO_4^{2-}，OC 的质量在总质量中所占的比例也较高。在沙尘天气发生时，来自地壳的 Ca^{2+}、Mg^{2+}、Na^+ 和 PO_4^{3-} 质量浓度迅速升高，而一次排放的 EC、Cl^- 以及来自生物质燃烧的 K^+ 的质量浓度有所下降，说明沙尘天气对一次污染有稀释作用。

在沙尘天气过程中，地壳元素随沙尘的发生迅速升高，而由于冶炼产生的微量元素组分随着沙尘天气的发生质量浓度迅速下降。说明沙尘天气带来大量地壳组分的同时，对局地的污染物有一定的稀释作用。

武威市春季 $PM_{2.5}$ 污染非常严重，月平均值都在 80 μg/m³ 以上，比美国 EPA 的日标准 65 μg/m³ 明显要高。由于 3 月武威市仍然处于采暖期，因此人为污染比较严重，4 月由于沙尘过程中风速较高，对污染物的扩散有利。SO_2 和 NO_x 二次转化产物硫酸盐和硝酸盐浓度呈现出采暖期明显高于非采暖期的特点，颗粒物中 NH_4^+ 浓度 3 月也明显增高，可能与春耕施用化肥有关，也和武威市农业为主的产业结构相符合。在整个春季，地壳组分的质量浓度都很高，所占比例也很高，充分体现出武威市春季沙尘多发、矿物元素是武威市春季颗粒物主要组成的特点。颗粒物中微量的组分主要是一些重金属以及冶炼产生的污染物。武威市虽然以农业为主，工业所占比重很小，重工业很少，但是由于武威市境内有比较丰富的矿产资源，因此在武威市春季的颗粒物中有一定量的微量组分，但是质量浓度并不高。作为内陆地区，Cl 元素被认为来自煤的燃烧，而非海盐。

2.4.2.2 燃煤排放对大气组分的影响

武威市冬春季节比较寒冷，每年都有较长的采暖期。在采暖期间，以硫酸盐为代表的人为污染物的质量浓度明显要高于非采暖期，而且由于农业施用化肥的原因，铵盐的含量也是采暖期高于非采暖期。

---

① 当前美国空气 PM_{10} 标准为日均 150 μg/m³，$PM_{2.5}$ 质量标准为年均 12 μg/m³ 或 15 μg/m³，日均 35 μg/m³；我国从 2016 年开始施行的 PM_{10} 二级质量标准年均为 100 μg/m³，日均为 150 μg/m³，$PM_{2.5}$ 二级质量标准年均为 35 μg/m³，日均为 75 μg/m³。

沙尘天气发生时，地壳组分的质量浓度和所占的百分比都迅速增加。相反地，人为污染物所占的百分含量有所减少。

2.4.2.3 不同天气状况对大气组分的影响

天气类型划分：我们在本研究中，根据沙尘天气情况、$PM_{2.5}$ 的日均质量浓度的频率分布及 SO_4^{2-} 占 $PM_{2.5}$ 的百分比，将武威市采样时的天气状况分为以下 4 种类型，并对不同类型天气颗粒物的理化特征进行分析：

①沙尘天气，依据当地气象局资料按大气能见度分别记录并划分为沙尘暴、扬沙和浮尘天气。

②清洁天气，指 $PM_{2.5}$ 日均质量浓度小于美国日均质量浓度标准的天气，即 $PM_{2.5}$ 日均小于 65 μg/m³。

③重度污染天气，指 $PM_{2.5}$ 日均质量浓度大于 100 μg/m³ 的天气，并且 SO_4^{2-} 在 $PM_{2.5}$ 中的占比大于该地当年采样期间 SO_4^{2-} 的平均百分比。

④一般天气，指介于清洁天气和重度污染天气之间的非沙尘天气，视为一般天气。在不同天气颗粒物的理化特征研究中，一般天气颗粒物的理化参数仅作为上述沙尘天气、清洁天气和重度污染天气颗粒物理化特征分析的对照。

根据对以上不同天气所采集的空气颗粒物样品进行化学分析，得到如下结论：

①清洁天气：清洁天气大气颗粒物中的主要化学组分为地壳组分、有机物和 SO_4^{2-}。

②重度污染天气：在重度污染天气，随着颗粒物污染的加重，地壳组分所占的比例明显增加，有机物所占比例依然很高，但是所占百分含量已经有所减少；SO_4^{2-} 和 NO_3^- 等人为污染物所占比例要高于轻度污染天和清洁天。这是因为污染天一般天气条件比较稳定，有利于污染物的累积和转化，加之大气中大量的颗粒物提供了二次转化的表面，有利于二次组分的生成。

③沙尘天气：沙尘天气颗粒物最明显的特征是地壳组分的质量浓度迅速增加，其中铝（Al）水平在沙尘天气最高，可比前一天高出 8 倍，Ca 可以高出 7 倍，Fe 高出 5 倍。沙尘天气对人为污染物，尤其是二次污染物的作用有两个方面：一方面沙尘天气发生时，大气中颗粒物浓度增加，为二次转化提供了大量的反应界面，促进二次转化的进行，从而使二次污染物的绝对质量浓度增加；另一方面，由于沙尘

天气同时伴随着大风，有利于污染物的扩散，对污染物浓度有稀释作用，使空气中原有颗粒物浓度降低。在沙尘天气颗粒物中，人为污染物（如有机颗粒物、硫酸盐、硝酸盐和铵盐）组分在沙尘天气一般要低于污染天气甚至一般天气的颗粒物。加之，在沙尘天气时颗粒物总质量浓度要比平时高，使人为污染物占颗粒物总质量浓度的百分比，在沙尘天气要远低于一般天气。因此，从整体角度来看，大风对沙尘颗粒物中人为污染物的稀释作用要大于对二次转化的促进作用。

当发生扬沙天气时，地壳组分的质量浓度迅速增加，成为颗粒物的主要成分，其中未定组分中有大量来自地壳的不溶物质，故在扬沙天气大气颗粒物中未定组分所占比例也迅速增加，甚至可以占到总质量的40%以上。相反，由于扬沙天气的风力有助于人为大气污染物的扩散，因此人为污染物如有机物、SO_4^{2-}和NO_3^-等百分含量迅速下降，SO_4^{2-}所占的百分比只有5%以下。

浮尘天气情况却与扬沙天气不同。浮尘天气颗粒物的化学组成，除地壳组分和未定组分百分含量和扬沙天气类似也是急剧增加之外，人为污染物中SO_4^{2-}和NO_3^-的百分含量相比扬沙天气不但没有降低反而有所升高，甚至SO_4^{2-}占总质量浓度的百分含量与污染天相近，这主要是因为浮尘天气的一般天气条件比较稳定，风力较弱，有利于污染物的累积和转化，加之大气中大量的$PM_{2.5}$提供了二次转化的反应场所，因此人为大气污染物含量迅速增加。但是NO_3^-和有机物的百分含量比污染天气要少很多，可能是由于NO_3^-和有机物在转化过程中，光起到很重要的作用，由于浮尘天气大气中存在大量的颗粒物，对阳光起到反射和散射的作用，削弱了光强，因此减缓了转化速度。

2.5　工业城市——包头市沙尘颗粒物的理化特征

2.5.1　地理位置和气象特征

包头市位于内蒙古自治区中部，东与呼和浩特市相邻，西与巴彦淖尔盟连接，北与蒙古国接壤，南濒黄河与鄂尔多斯市隔河相望，处于几大沙地和沙漠包围之中，面积为27 768 km²。年平均气温为6.4℃，年降水量为310 mm，无霜期为

110~142 d，属于温带大陆性气候。

包头市冬春时节昼夜温差较大，气温变化剧烈，使大气处于不稳定状态，春季前期少雨，也非常容易发生沙尘天气。

2.5.2　包头市大气化学组成及影响因素

2.5.2.1　大气化学组成的特征

包头市是内蒙古自治区内最大的工业城市，被称为"草原钢城"，煤炭、冶金、电力等重工业发达，大气污染属于典型的煤烟型污染。加之，采暖期长，大量燃煤排放污染物使空气质量恶化，特别在沙尘天气的作用下，浮尘天气会出现 $PM_{2.5}$ 浓度和气态污染物浓度双高的情况。冬春季节，在西北风、北风的作用下，包头市的污染物排放还可能使华北地区的大气质量恶化。空气中 SO_2 的浓度在采暖期远比非采暖期高，说明 SO_2 主要来自燃煤的排放。

沙尘天气发生时，$PM_{2.5}$ 质量浓度迅速增加，大气能见度剧减。若将 $PM_{2.5}$ 日均值与美国 1997 年颁布的日均质量标准 65 $\mu g/m^3$ 进行比较，则在春季超标天数约占 80%。2004 年最高值为 361.66 $\mu g/m^3$（3 月 9 日，扬沙天气），超标 4.56 倍；2005 年 3 d 超过 400 $\mu g/m^3$（其中 2 d 浮尘，1 d 扬沙），最高值达 817.60 $\mu g/m^3$（4 月 27 日，扬沙天气），超标 11.6 倍。2004 年春季日均 $PM_{2.5}$ 质量浓度超过 150 $\mu g/m^3$ 的天数占总天数的 35%；2005 年春季日均 $PM_{2.5}$ 质量浓度超过 150 $\mu g/m^3$ 的天数占总天数的 38%；其中，在 28 d 沙尘天气中有 21 d 日均 $PM_{2.5}$ 质量浓度超过 150 $\mu g/m^3$。可见包头市春季大气 $PM_{2.5}$ 污染是相当严重的，其原因与沙尘天气的频发相关。

包头市沙尘天气发生时，主要离子组分和 OC/EC 质量浓度及其相对含量的变化情况可以大致分为 3 种情况：

①污染组分：主要是源于人为排放的组分，沙尘天气时其质量浓度有减小趋势，主要包括 EC、F^- 和 Cl^-，沙尘天气的大风对它们主要起稀释作用。

②地壳组分：主要是源于地壳的组分，沙尘天气时其质量浓度及其占 $PM_{2.5}$ 的比例均有所增加，主要包括 PO_4^{3-}、Na^+、Mg^{2+} 和 Ca^{2+}，是沙尘颗粒物的重要组成成分。

③耦合组分：主要是二次生成组分，沙尘天气时其质量浓度趋于增加，主要包

括 OC、NO_3^-、SO_4^{2-} 和 NH_4^+，沙尘颗粒物为它们的二次转化生成提供了大量的活性反应界面。

包头市沙尘天气发生时，$PM_{2.5}$ 元素组分的质量浓度均有不同程度的增加，沙尘天气对元素组分的影响可以大致分成两种情况：主要源于地壳的元素组分，如 Al、Ca、Fe、Mg 和 Na，沙尘天气时含量增加非常显著；其他来源的元素组分，如生物质燃烧排放的钾（K），沙尘天气虽有稀释作用，但同时也提供源于地壳的 K，故其质量浓度的增加比较缓和。化石燃料燃烧可释放大量 SO_2，沙尘天气颗粒物为其提供了活性反应界面，促进 SO_2 转化生成 SO_4^{2-}，然而沙尘气团可对 SO_2 有所稀释。沙尘天气对 S 的多方面作用，导致颗粒物中 S 的增加也比较缓和，占 $PM_{2.5}$ 的比例较平时甚至有所降低。

2.5.2.2　燃煤排放对大气组分的影响

包头市在冬春季节的采暖燃煤排放是大气有机物、EC、Cl^- 和 SO_4^{2-} 的主要来源之一。沙尘天气发生时，在矿物颗粒物的稀释作用下，有机物、EC、Cl^- 和 SO_4^{2-} 在 $PM_{2.5}$ 中的百分比含量均有所降低。

2.5.2.3　不同天气状况对大气组分的影响

包头市的主要天气类型划分与武威市相似，也是根据沙尘天气情况、$PM_{2.5}$ 的日均质量浓度的频率分布及 SO_4^{2-} 占 $PM_{2.5}$ 的百分比，将采样天气大致分为以下 4 种类型，并对颗粒物理化特征进行分析：

①清洁天气，$PM_{2.5}$ 日均质量浓度小于美国日均质量浓度标准，即小于 65 $\mu g/m^3$。

②重度污染天气，由于包头市、武威市两地污染情况有所差异，因此划分污染天有所不同。包头市和武威市分别选择 $PM_{2.5}$ 日均质量浓度大于 150 $\mu g/m^3$ 和 100 $\mu g/m^3$，并且 SO_4^{2-} 占 $PM_{2.5}$ 的百分比大于该地当年采样期间 SO_4^{2-} 的平均百分比作为划分污染天的标准。这样的天气划分为重度污染天气，主要是关注人为活动对空气质量的影响。

③沙尘天气，有沙尘天气发生时，根据当地气象局资料对大气能见度分别记录并划分沙尘暴、扬沙和浮尘天气。

④一般天气指介于清洁天气和重度污染天气之间的非沙尘天气。在不同天气颗粒物的理化特征研究中,一般天气颗粒物的理化参数仅作为上述沙尘天气、清洁天气和重度污染天气颗粒物理化特征分析的对照。

根据对以上不同天气所采集的空气颗粒物样品进行化学分析,得到如下结论:

①清洁天气

$PM_{2.5}$ 及其各组分的质量浓度均较低,在已确定的化学组分中,有机物、地壳组分和 SO_4^{2-} 是 $PM_{2.5}$ 的主要组成成分。

②重度污染天气

风速较小,利于污染物的累积,且相对湿度较高,利于非均相反应的发生。SO_4^{2-} 等二次污染物通过非均相反应迅速而大量生成,其质量浓度和在 $PM_{2.5}$ 中所占百分比均显著增加。

③沙尘天气颗粒物理化特征

浮尘天气:地壳来源的组分和二次组分的质量浓度在 $PM_{2.5}$ 中所占的百分比均较高。这是由于大气中悬浮的大量颗粒物,为二次反应尤其是 SO_2—SO_4^{2-} 气粒转化提供了更多的活性反应界面,促进了二次反应的进行,使二次污染物的质量浓度迅速升高,并且大气条件比较稳定,气团稀释作用较小,所以二次组分的百分比也较高。

扬沙天气:风速一般较大,$PM_{2.5}$ 及其各组分的质量浓度较高。其中,地壳组分百分含量较清洁天气颗粒物显著增加,有机物百分含量急剧下降,但仍大于地壳组分。SO_4^{2-} 质量浓度增加,但占 $PM_{2.5}$ 的百分比降低,这主要是因为大风扬尘的贡献:携带大量源于地壳的物质,虽然也卷携地面的某些有机物和 SO_4^{2-},或者在一定程度上促进了 SO_2—SO_4^{2-} 的气粒转化,但它们所占比例较低,加之气团对它们的稀释作用较大,使其占比更难抬升。

沙尘暴:沙尘暴发生时,不仅风速较大,当地源于地壳的组分大量被扬起,进入大气,同时,还有大量沙尘颗粒物随风远距离传输而来,使 $PM_{2.5}$ 质量浓度很高。由于大风扬沙、气团稀释、远源传输等作用同时存在,其 $PM_{2.5}$ 组分的质量浓度因其性质和来源的差异呈现不同的变化特点。源于地壳的组分,包括地壳组分、微量元素、未定组分及沙尘颗粒物能促进其非均相生成的二次组分,尤其是 SO_4^{2-},质量浓度均较高。由于沙尘颗粒物呈碱性,将推动 NH_4^+—NH_3 平衡向 NH_3 生成方向移动，导致 NH_4^+ 的质量浓度增加不明显，甚至下降。由于受到远距离输送来的沙尘颗粒物的影响，地壳组分含量很高，显著大于有机物，但有机物的含量仍大于 SO_4^{2-}。

2.6 武威市和包头市的大气污染及沙尘理化特征比较

武威市是受沙尘影响的农业城市，而包头市是受沙尘影响的工业城市。地壳成分、有机物和 SO_4^{2-} 是春季大气 $PM_{2.5}$ 的主要组成，其浓度水平及相对含量与沙尘天气的频繁出现、工业排放及采暖期间的燃煤排放密切相关。因此，两个城市 $PM_{2.5}$ 的很多组分有较大的差别。

①作为一次源排放特征化学物的 EC，包头市要明显高于武威市，来自燃煤的氯（Cl）也表现出包头市高于武威市的特点。

②由于包头市工业生产一次排放的 SO_2 和 NO_x 很高，因此由二次转化生成的 SO_4^{2-} 和 NO_3^- 也是包头市要高于武威市。

③受有色金属冶炼工业的影响，包头市 $PM_{2.5}$ 中 F 的含量很高；微量组分中的一些元素如 As、Cu、Ni、Pb 等也同样来自冶炼，因此包头市的微量组分也高于武威市。

④NH_4^+ 主要来自自然源，尤其是农牧业，因此武威市 NH_4^+ 的质量浓度要高于包头市。

⑤由于包头市工业排放较多，虽然沙尘天气带来大量来自地壳的碱性物质，但是仍然不能完全中和人为排放的酸性污染物；而武威市由于人为污染少，阴阳离子基本平衡，颗粒物呈中性。

⑥武威市和包头市春季 $PM_{2.5}$ 污染严重，但包头市比武威市更严重。以 2005 年春季为例，包头市 $PM_{2.5}$ 平均质量浓度为 152.15 μg/m³，而武威市为 85.30 μg/m³。沙尘暴和扬尘天气不仅使粗颗粒物浓度增加，也明显增加 $PM_{2.5}$ 的浓度水平。

包头市和武威市春季大气 $PM_{2.5}$ 污染特征受到不同的工业结构、地理和气象条件的影响。包头市受沙尘天气影响的频率和强度明显比武威市高，$PM_{2.5}$ 中地壳组分含量较高。包头市煤炭、冶金、电力等重工业发达，机动车排放量相对较高，大气颗粒物中 As、Mn、Pb、Zn 等金属元素含量及富集程度均远高于武威市。

作为农业城市，农业上有机和无机肥料的过量施用以及畜牧业的发展，使武威市大气颗粒物中的 NH_3、NH_4^+ 要高于包头市。大范围、高密度的工业生产排放源对包头市大气环境的影响更显著，农业生产活动排放源对武威市大气颗粒物的贡献则更明显。

从地理位置来看，由于武威市位于沙漠边缘，居民健康水平可能受到沙尘侵袭的直接影响；包头市位处沙尘传输途中，空气质量和人体健康明显受到工业污染排放和沙尘暴的联合影响。

3 沙尘天气对健康影响的急性效应

沙尘天气是我国常见的恶劣天气，也是欧洲、美洲、非洲、大洋洲许多国家和地区常见的天气现象。沙尘天气是浮尘天气、扬沙天气和沙尘暴天气的总称，其中沙尘暴天气质量最差，对暴露人群健康的急性效应最受关注。因此，我们选择沙尘暴对暴露居民健康的急性效应进行研究。为此，我们于 2004 年和 2005 年沙尘暴多发的 3—5 月，在沙尘暴频发地区——甘肃省武威市，选择当地小学的小学生及其家长为观察对象，在小学老师和社区的配合下，进行大规模健康问卷调查，并采用广义估计方程（Generalized Estimating Equation，GEE）模型来研究沙尘暴对小学生和居民的健康影响。研究发现，沙尘暴对青少年及中老年人群均有严重危害健康的急性效应。

3.1 沙尘天气频发区气象和大气环境状况

为了阐明沙尘天气对健康的急性效应，了解气象因素和大气污染对沙尘天气健康效应的影响十分重要。为此，首先应对观察研究区——甘肃省武威市的自然地理、气象因素和大气污染进行调查分析。

3.1.1 历年环境气象概况

甘肃省地处青藏高原、黄土高原和蒙古高原的交会处，最西部处在南疆沙漠和戈壁边缘，北部与巴丹吉林沙漠和腾格里沙漠接壤，是沙尘暴的源地和频发区。武威市地处我国甘肃省河西走廊东端，现辖凉州区、民勤县、古浪县和天祝藏族自治县，总面积约为 3.3 万 km^2，总人口近 200 万人，其中市区人口为 100.82 万人（2004 年武威市统计局资料）。该地区属典型的温带大陆性气候，多年平均气温为 7.8℃、降水量为 60～610 mm、蒸发量为 1 400～3 010 mm、日照时数为 2 200～

3 030 h、无霜期为 85～165 d，是甘肃省重要的商品粮、油和瓜果蔬菜生产基地。由于太阳辐射强，降水少而蒸发量大，且常受风沙影响，当地大气环境质量受影响很大。尤其在春季，由沙尘天气造成的颗粒物污染成为影响大气环境质量的主要因素（图 3-1）。

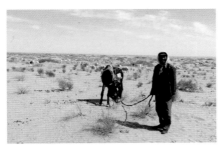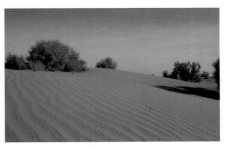

图 3-1   武威市周围的自然环境状况

3.1.2   观察研究期间气象与大气质量状况

沙尘暴对健康的急性效应研究主要在 2004 年 3 月 1 日—2004 年 5 月 31 日和 2005 年 3 月 1 日—2005 年 5 月 31 日进行。在此期间，我们详细记录了逐日地面气象资料（气温、相对湿度、大气压、露点温度等）、逐日大气污染资料（SO_2、NO_2、TSP、PM_{10} 等）及逐日大气 $PM_{2.5}$ 浓度监测值，并对这些资料进行了分析研究。

表 3-1 描述了研究期间武威市气象资料和大气污染物浓度的频数分布，分析表明，主要大气污染物中 SO_2、NO_2 的日平均值均未超过国家空气质量二级标准。

3.1.3   沙尘天气发生期间气象与大气质量状况

从表 3-2 可知，沙尘天气发生时，大气压改变不大，气温、相对湿度有下降趋势，但与非沙尘天气比较差异无统计学意义。大气污染物 SO_2、NO_2 质量浓度变化也不大，且均未超过国家空气质量二级标准；与非沙尘天气相比，2004 年风速在浮尘、扬沙、沙尘暴 3 种沙尘天气时均显著增高（$p \leqslant 0.05$），而 2005 年风速只有在沙尘暴时显著增高（$p \leqslant 0.05$）；两年中 PM_{10} 在扬沙与沙尘暴发生时均显著增高（$p \leqslant 0.01$），2004 年 $PM_{2.5}$ 在扬沙与沙尘暴发生时也显著增高（$p \leqslant 0.01$），不同沙尘天气下的增高幅度依次为沙尘暴天气＞扬沙天气＞浮尘天气。

表 3-1　2004 年和 2005 年（3—5 月）武威市气象和大气污染物浓度频数分布（24 h 均值）

年份	项目	指标	x	s	min	P_{25}	P_{50}	P_{75}	max
2004	气象条件	风速 /（m/s）	6.28	3.60	2.62	3.51	5.05	7.78	20.48
		气温 /℃	11.86	6.66	−4.20	6.65	12.90	17.43	23.00
		相对湿度 /%	33.83	13.44	14.00	25.00	29.50	38.75	84.00
		大气压 /hPa	845.59	4.81	834.30	842.03	845.35	848.58	856.30
	大气污染物质量浓度 /（μg/m³）	PM_{10}	120.79	66.14	39.00	71.25	95.50	149.50	294.00
		$PM_{2.5}$	84.67	35.67	38.8	60.53	72.33	99.02	192.8
		SO_2	30.73	28.00	8.00	15.75	28.00	41.38	104.00
		NO_2	12.75	4.74	3.52	9.61	12.72	16.73	26.28
2005	气象条件	风速 /（m/s）	7.58	5.25	2.65	3.81	5.07	10.58	20.52
		气温 /℃	8.72	7.43	−6.51	3.38	9.68	15.19	20.52
		相对湿度 /%	40.43	13.43	26.57	30.19	34.55	48.25	84.80
		大气压 /hPa	850.00	13.71	828.57	841.11	845.68	854.21	887.52
	大气污染物质量浓度 /（μg/m³）	PM_{10}	104.58	76.59	45.80	62.14	76.43	115.01	516.30
		SO_2	50.60	18.23	16.05	35.31	51.22	62.78	97.52
		NO_2	12.75	3.72	6.16	9.81	12.45	14.98	22.13

注：P_{25} 为 25% 分位数、P_{50} 为中位数、P_{75} 为 75% 分位数。

表3-2　2004年和2005年（3—5月）武威市沙尘天气与非沙尘天气气象和大气污染物指标的比较

年份	天气状况	时间/d	大气压/hPa	气温/℃	相对湿度/%	风速/（m/s）	PM_{10}/（μg/m³）	$PM_{2.5}$/（μg/m³）	SO_2/（μg/m³）	NO_2/（μg/m³）
2004	非沙尘天气（3月）	79（29）	845.7±4.9（847.8+3.6）	12.1±6.5（4.7+3.9）	34.5±13.7（34.8+12.1）	5.8±3.0（9.6+3.1）	108±59（137+66）	75.8±26.9（—）	33.0±19.8（43.7+17.8）	12.8±4.8（23.3+19.4）
	浮尘	2	848.0±0.8	6.0±5.2	26.5±2.1	11.3±3.5*	140±93	107±7	35.9±5.8	14.5±6.0
	扬沙	11	844.3±4.6	12.2±8.0	31.3±13.5	12.4±5.3*	205±41**	131.4±36.1**	47.5±20.5	11.5±4.6
	沙尘暴	2	846.2±1.9	5.4±5.7	28.0±1.4	13.6±6.1*	285±49**	171.3±16.6**	50.6±14.7	15.9±0.1
2005	非沙尘天气	82	851.2±14.0	10.6±7.3	41.0±14.1	8.5±6.7	68±41	—	34.8±26.7	12.3±4.0
	浮尘	6	842.7±6.5	16.3±4.1	32.6±9.3	3.6±0.3	104±48	—	46.1±30.5	16.1±4.2
	扬沙	7	842.3±5.9	14.5±4.2	39.0±7.4	8.5±4.0	251±45**	—	55.4±28.3	9.8±5.1
	沙尘暴	3	850.2±22.9	10.8±7.5	38.2±6.5	18.1±4.3*	368±163**	—	36.7±3.7	8.0±1.5

注：表内数值为24 h质量浓度平均值加减标准差（$\bar{x}±s$）；—表示数据缺失，与非沙尘天气（对照）相比，t检验，*$p≤0.05$，**$p≤0.01$；其中由于2004年沙尘暴均发生在3月，当年沙尘暴是与3月非沙尘天气相比。

3.2 沙尘暴对居民健康的急性效应

为了研究沙尘天气对武威市居民的健康影响，本次调查共发放居民调查问卷3 300份，有效应答的居民2 394人，男女性别比例为1：0.97，年龄在30～39岁的占多数（82.66%）、受教育程度以初中至大专为主（共计81.87%）、健康状态良好（较好、非常好、一般状态合计占94.11%）（表3-3）。

表 3-3　武威市居民基本情况统计

项目	分类	男 / 人	女 / 人	合计 / 人	比例 /%
年龄	20～29 岁	29	32	61	2.55
	30～39 岁	960	1 019	1 979	82.66
	40～49 岁	175	67	242	10.11
	50～59 岁	19	22	41	1.71
	≥60 岁	32	39	71	2.97
	合计	1 215	1 179	2 394	100
受教育程度	1（上学少于三年）	9	26	35	1.46
	2（小学）	68	118	186	7.77
	3（初中）	314	385	699	29.20
	4（中专或高中）	430	423	853	35.63
	5（大专）	233	175	408	17.04
	6（大学本科及以上）	161	52	213	8.90
	合计	1 215	1 179	2 394	100
健康状态	0（不详）	26	29	55	2.30
	1（非常好，几乎不生病）	370	330	700	29.24
	2（较好，偶尔有小病）	618	579	1 197	50.00
	3（一般，常有小病，但很快过去）	170	186	356	14.87
	4（不太好，常有小病，稍影响工作）	27	48	75	3.13
	5（非常不好，长期生病，影响工作）	4	7	11	0.46
	合计	1 215	1 179	2 394	100

3.2.1 沙尘暴对居民室内外活动时间及交通方式的影响

调查结果表明，沙尘暴对居民室内外活动时间及交通道路时间的影响只限于沙尘暴当天，表现为道路时间延长、室外活动时间减少而室内活动时间增加，因而对一些户外工作或活动的人可能会产生较大影响（表 3-4）。

表 3-4　沙尘暴前后居民活动和交通道路各时间段人数比例　　　　单位：%

	时间段 /h	前 1 天	当天	后 1 天	后 2 天	后 3 天	后 4 天	后 5 天
t_1	$t_1 \leq 8$	36	37.7	38.1	36.8	36.6	36.3	36.1
	$8 < t_1 \leq 10$	22	19.3	19.4	20.3	20	21.4	20.8
	$10 < t_1 \leq 12$	10.1	10.2	10.9	10.9	12.2	11.8	11.9
	$t_1 > 12$	31.9	32.8	31.6	32	31.2	30.5	31.2
t_2	$t_2 \leq 4$	34.0	33.1	32.6	34.3	35.3	34.6	34.2
	$4 < t_2 \leq 8$	47.7	49.4	50.8	49.9	49	48.3	49.1
	$8 < t_2 \leq 12$	14.1	14.2	13.3	13.8	12.7	12.8	12.9
	$t_2 > 12$	4.2	3.3	3.3	2.0	3.0	4.3	3.8
t_3	$t_3 \leq 2$	44.7	51.4[**]	45.2	46.1	46.8	47.0	46.7
	$2 < t_3 \leq 4$	18.0	15.8[*]	19.1	18.1	16.6	17.5	17.9
	$4 < t_3 \leq 6$	13.0	10.9[*]	12.8	12.1	12.5	12.3	12.3
	$t_3 > 6$	24.3	21.9[*]	22.9	23.7	24.1	23.2	23.1
t_4	$t_4 \leq 0.5$	14.3	10.2[**]	15.9	14.1	14.8	15.0	14.9
	$0.5 < t_4 \leq 1$	36.2	33.5[**]	35.0	37.4	36	35.6	35.8
	$1 < t_4 \leq 2$	26.0	30.3[*]	23.6	25.3	25.2	25.1	25.6
	$2 < t_4 \leq 4$	11.3	13.0[*]	13.3	10.6	11.4	11.9	11.5
	$t_4 > 4$	12.2	13.0	12.2	12.6	12.6	12.4	12.2

注：t_1：在家休息（含睡觉）时间；t_2：室内工作时间；t_3：室外工作时间；t_4：交通道路时间。人数比例间的差异运用卡方检验，$*p \leq 0.05$，$**p \leq 0.01$。

3.2.2 沙尘暴对居民健康急性效应的 GEE 模型分析

由于在沙尘暴期间所调查的小学生、居民每日所患某症状的人数可能含有前一天的人数，故在调查期间各天的症状是相互关联的，不可避免地会出现一些数据的重复测量。若将每次观察的结果割裂开进行分析，则破坏了数据之间的关联性，降低数据信息利用度，甚至可能导致错误的结论。为此，在流行病学的研究中，对于调查问卷的多选题，采用 GEE 来分析被调查者的重复测量，比一般的多重响应分析更全面、更具体。运用 GEE 模型来分析纵向二分类数据，能有效地结合数据之间的关联性，这也是 GEE 当前广泛被引用到环境流行病学的主要原因之一。

为了探讨沙尘暴是否对暴露居民健康具有急性危害的问题，我们采用 GEE 模型开展大样本流行病学研究。在 GEE 模型中以沙尘暴滞后天数、性别、年龄及是否吸烟等 4 个影响因素为自变量，其赋值情况见表 3-5。

表 3-5　变量名称及其赋值

变量名称	变量赋值	
沙尘暴滞后天数	0	沙尘暴发生当天
	1	沙尘暴发生后 1 d
	2	沙尘暴发生后 2 d
	3	沙尘暴发生后 3 d
	4	沙尘暴发生后 4 d
	5	沙尘暴发生后 5 d
性别	0	女性
	1	男性
年龄	0	18～35 岁
	1	36～60 岁
	2	60 岁以上
是否吸烟	0	不吸烟
	1	吸烟

3.2.2.1　沙尘暴对暴露居民健康的当日急性效应

采用 GEE 模型来拟合沙尘暴滞后天数对所查各呼吸系统症状的影响。因变量（所观察的各种症状）的赋值为 0（否）或 1（是），即该天是否出现对应的症状。以表 3-5 所列 4 个影响因素作为自变量，分别对咳嗽、咯痰、气短、肺部喘鸣、胸部憋闷、咽干口苦、眼睛干涩、流泪、流涕、打喷嚏和心情压抑 11 个症状进行单因素和多因素回归分析。分析结果表明，2004 年和 2005 年沙尘暴滞后天数对居民所查 11 种症状的单因素和多因素分析结果具有一致性。虽然两年中沙尘暴滞后天数（d）都对居民所查健康症状有影响，且均表现为滞后效应，但不同症状、不同年龄、不同性别、不同吸烟情况及不同年份所受影响的程度不同，这表明沙尘暴对健康的急性效应可能还有其他因素的影响。

以 2004 年的调查分析为例（图 3-2），沙尘暴发生当天居民所查 11 种症状发生的相对危险度（RR）[①]均明显升高，沙尘暴过后居民发生各种症状的 RR 值逐渐降低，沙尘暴过后 4 d，所有症状均恢复正常。2004 年调查期间，居民发生咯痰、肺部喘鸣的 RR 值仅在沙尘暴发生当天有显著性。居民气短、流涕发生的 RR 值在沙尘暴滞后 2 d 恢复正常。单因素分析发现咳嗽、咽干口苦，与沙尘暴发生前相比，沙尘暴滞后第 2 天居民发生该症状的 RR 值显著增加（$p<0.05$）。在将性别、年龄和居民吸烟情况引入 GEE 模型后，滞后 2 d 咳嗽发生的 RR 值显著性消失。胸部憋闷、眼睛干涩、流泪、打喷嚏等症状发生的 RR 值在沙尘暴滞后 3 d 仍然处于显著水平，在将性别、吸烟和年龄等因素引入方程后，流泪症状在沙尘暴滞后 3 d 发生的 RR 值降低到正常水平。单因素分析结果显示，居民心情压抑发生的 RR 值在沙尘暴滞后 4 d 仍然显著高于沙尘暴发生前，多因素分析后，显著性降低至正常水平。与 2004 年分析结果相比，2005 年调查期间居民各所查症状发生的 RR 值表现出一定的一致性，均是在沙尘暴当天其 RR 值升高，随着滞后天数而逐渐降低；但在不同年份同一症状发生的 RR 值有所不同，随滞后天数降低的速度也有所不同。

研究发现，社区居民所有所查症状的发生在沙尘暴发生当天的 RR 值最高，表明沙尘暴对健康的影响存在当日急性效应。对暴露居民的大多数常见症状来说，与沙尘暴发生前相比，这些症状发生的 RR 值在沙尘暴发生当天都有明显的升高。

---

① 相对危险度（RR）是反映暴露与发病（或死亡）关联强度的最有用的指标。RR 适用队列研究或随机对照试验。RR 表明暴露组发病或死亡的危险是非暴露组的多少倍。即暴露组发病率或死亡率与非暴露组发病率或死亡率之比。它是反映暴露与发病（死亡）关联强度的指标。RR 值越大，表明暴露的效应越大，暴露与结局关联的强度越大。当它有统计学意义时：RR=1，说明暴露因素与疾病之间无关联；RR>1，说明暴露因素是疾病的危险因素（正相关），认为暴露与疾病呈"正"关联，即暴露因素是疾病的危险因素；RR<1，说明暴露因素是疾病的保护因素（负相关），认为暴露与疾病呈"负"关联，即暴露因素是保护因素。

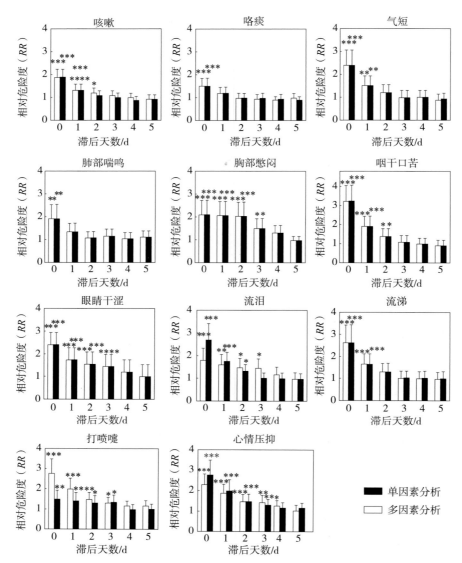

图 3-2 2004 年沙尘暴发生前后居民症状的单因素或多因素回归分析

注：表示与对照组相比，$*p \leqslant 0.05$，$**p \leqslant 0.01$，$***p \leqslant 0.001$。

3.2.2.2 年龄对沙尘暴当日急性效应的影响

暴露居民的年龄与沙尘暴对健康影响的急性效应密切相关，这可能与随着年龄的增长居民对恶劣天气的适应能力发生变化有关。沙尘暴对老年人的健康急性损伤效应较严重，可能是由于老年人生理调节和免疫功能下降，从而导致其对环境不利因素的适应能力下降。图 3-3 总结了 2004 年调查期间，年龄对沙尘暴期间居民

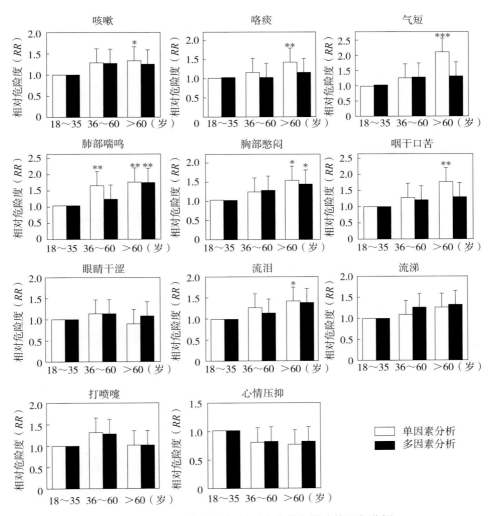

图 3-3 2004 年居民年龄对症状发生影响的回归分析

注：表示与对照组相比，*$p \leq 0.05$，**$p \leq 0.01$，***$p \leq 0.001$。

常见症状发生的影响，这些症状是咳嗽、咯痰、气短、肺部喘鸣、胸部憋闷、咽干口苦、眼睛干涩、流泪、流涕、打喷嚏和心情压抑 11 种。2004 年调查期间以 18～35 岁居民作为对照组（$RR=1$），与对照组相比，除心情压抑外，60 岁居民各所查症状发生的 RR 值均高于对照组。单因素分析结果显示，与 18～35 岁居民相比，60 岁居民咳嗽、咯痰、气短、肺部喘鸣、胸部憋闷、咽干口苦、流泪 7 种症状发生的 RR 值显著增加。在引入性别和吸烟情况做多因素分析后，RR 值有所降低，36～60 岁居民咳嗽、咯痰、气短、咽干口苦、流泪发生的 RR 值显著性消失。与 2004 年分析结果相比，2005 年调查期间居民各年龄段所查症状发生的 RR 值表现出一定的一致性，除心情压抑外，高年龄段各种症状发生的 RR 值均高于对照组。这意味着老年人群是沙尘暴事件的敏感人群，在沙尘暴来临之际应做好保护措施。

3.2.2.3　性别对沙尘暴当日急性效应的影响

研究显示，沙尘暴对某些呼吸系统症状的影响存在较弱的性别差异，且随症状的不同而不同。有些呼吸系统症状发生的危险度男性高于女性，而有些呼吸系统症状发生的危险度女性高于男性，两性之间的差异有无统计学意义则随不同的症状而异。本研究以女性居民为对照，用 GEE 模型拟合沙尘暴期间，男性居民各所查常见症状发生的相对危险度（RR）。结果发现，在沙尘暴当日，大部分所查常见症状男性发生的危险度高于女性，单因素分析结果显示其有统计学意义，在引入年龄和吸烟等因素做多因素分析后统计学意义消失，这表明暴露居民的性别虽然对沙尘暴的急性效应有影响，但影响力比较弱。

图 3-4 显示以女性居民作为对照组（$RR=1$），2004 年和 2005 年调查期间，男性居民各种所查症状发生的 RR 值。2004 年单因素分析结果显示，男性居民咯痰、肺部喘鸣、咽干口苦 3 种症状发生的 RR 值显著高于女性居民，男性居民其他所查症状发生的 RR 值虽略高于女性居民，但不显著。在将年龄和吸烟引入方程做多因素分析后，男性居民咯痰发生的 RR 值降低，但仍然显著，男性居民肺部喘鸣、咽干口苦发生的 RR 值显著性消失，气短、胸部憋闷、流涕发生的 RR 值低于女性居民，男性居民胸部憋闷发生的 RR 值显著低于女性居民。

2005 年的单因素分析结果显示，男性居民咳嗽、咯痰、肺部喘鸣发生的 RR 值高于女性居民，其中咯痰发生的 RR 值显著高于女性居民；引入年龄、吸烟情况后的多因素分析，男性各所查症状发生的 RR 值有所降低，气短、肺部喘鸣、胸部憋闷、咽干口苦、流泪、流涕、打喷嚏的 RR 值低于女性居民，但均无显著性。

3.2.2.4　吸烟对沙尘暴当日急性效应的影响

研究表明，吸烟加重了沙尘暴对居民健康的急性损害效应。本研究以不吸烟居民作为对照组（$RR=1$），用 GEE 模型拟合沙尘暴期间，吸烟居民各所查常见症状发生的相对危险度（RR）。

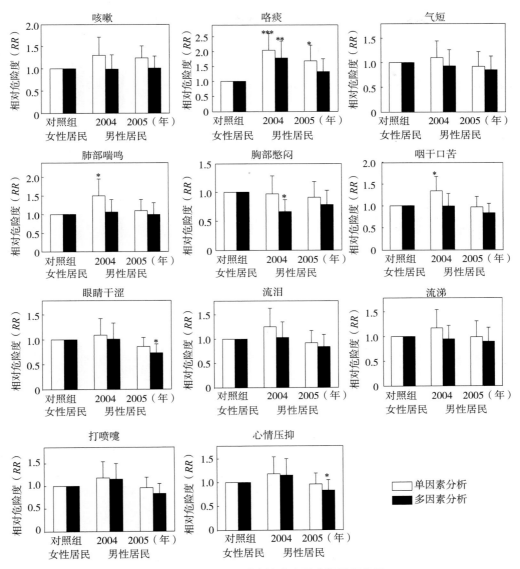

图 3-4　居民性别对症状发生影响的回归分析

注：表示与对照组相比，*$p \leqslant 0.05$，**$p \leqslant 0.01$，***$p \leqslant 0.001$。

　　对 2004 年调查期间沙尘暴的急性效应进行 GEE 单因素分析，结果显示，吸烟居民各种所查症状发生的 RR 值均高于不吸烟居民，其中咳嗽、咯痰发生的 RR 值显著。在将年龄、性别等因素引入方程做多因素分析后，吸烟居民咯痰发生的 RR 值下降，显著性消失，其余症状发生的 RR 值均上升，咳嗽、气短、肺部喘鸣、胸部憋闷、咽干口苦、流泪发生的 RR 值达到显著（图 3-5）。

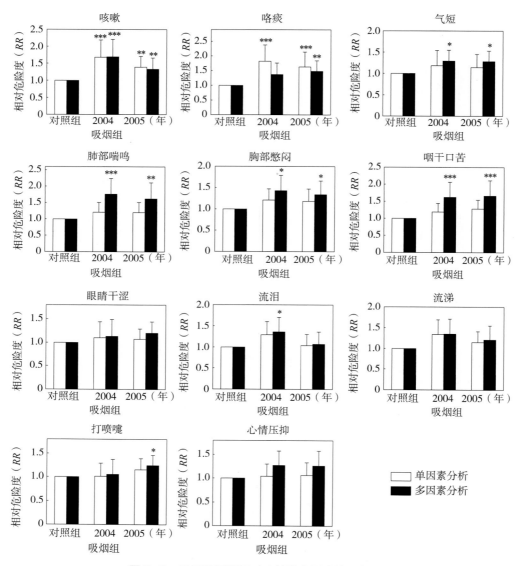

图 3-5　居民吸烟情况对症状发生影响的回归分析

注：表示与对照组相比，*$p \leqslant 0.05$ ，**$p \leqslant 0.01$，***$p \leqslant 0.001$。

对 2005 年调查期间沙尘暴的急性效应进行 GEE 单因素分析，结果显示，单因素、多因素分析结果与 2004 年的分析结果基本一致（图 3-5）。对咯痰发生的相对危险度（RR）多因素分析结果与 2004 年分析得出的咯痰发生的 RR 值一样，吸烟者咯痰发生的 RR 值虽有所下降，但依然显著高于不吸烟居民。此外，与不吸烟居民比较，在沙尘暴暴露之下，吸烟居民流泪发生的 RR 值在多因素分析后不显著，而打喷嚏发生的 RR 值在多因素分析后达到显著。在沙尘暴暴露下，吸烟居民咳嗽、咯痰和气短等症状发生的相对危险度高于不吸烟居民，表明吸烟对于沙尘暴引起呼吸道症状和疾病的发生有很大的促进作用。

3.3 沙尘暴对小学生健康的急性效应

环境医学研究表明，少儿是对环境污染物健康危害较为敏感的人群。因此，沙尘暴对小学生的健康效应受到社会的关注。本研究对甘肃省武威市两所学校的 3~5 年级小学生 1 100 人（实际有效人数为 1 040 名）进行流行病学调查（表 3-6），其中男生 509 名、女生 531 名，男女比例为 1：1.04，加权平均年龄为10.2 岁。研究表明，沙尘暴对小学生的健康可引起当日急性效应。

表 3-6 小学生基本情况统计　　　　　　　　　　单位：人

学校	性别	人数							合计
		8 岁	9 岁	10 岁	11 岁	12 岁	13 岁	14 岁	
西苑实验小学	男	9	39	67	56	19	0	1	191
	女	7	50	62	73	16	1	0	209
共和街小学	男	5	61	114	104	30	4	0	318
	女	8	83	108	96	24	3	0	322
总计	男	14	100	181	160	49	4	1	509
	女	15	133	170	169	40	4	0	531
	合计	29	233	351	329	89	8	1	1 040

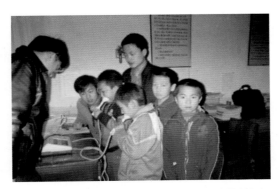

图 3-6 对武威市小学校学生进行肺功能检测

3.3.1 沙尘暴对小学生室内外活动时间及交通方式的影响

经统计分析，沙尘暴当天与沙尘暴来临前相比，小学生步行和骑自行车的人数比例下降，而坐公交车和小轿车的比例上升；室内活动少于 4 h 的人数比例显著减少，而大于 4 h 的人数比例增加；同时，室外活动多于 4 h 的人数比例显著下降，而小于 4 h 的人数比例上升（表 3-7、表 3-8）。沙尘暴结束后，各时间段的人数比例即恢复到沙尘暴发生之前的水平。说明沙尘暴对小学生行为和日常活动能产生一定影响，不过这种影响只表现在沙尘暴当天。

表 3-7　沙尘暴发生前后采用不同交通方式人数比例　　　　　单位：%

交通方式	前 3 天平均	当天	后 1 天	后 2 天	后 3 天	后 4 天	后 5 天
步行	88.1	84.9	87.7	89.2	89.7	89.6	87.7
自行车	9.0	7.5	9.5	8.4	8.2	8.4	9.2
公交车	1.9	5.8**	2.2	1.6	1.3	1.1	1.9
小轿车	1.0	1.8	0.6	0.8	0.9	0.9	1.2

注：人数比例间的差异运用卡方检验，$**p \leqslant 0.01$。

3.3.2 沙尘暴对小学生健康的当日急性效应

为了研究沙尘暴对儿童健康的急性损伤效应，本研究采用 GEE 来拟合沙尘暴当日和不同滞后天数对儿童各所查症状发生的相对危险度。因变量（所观察的各种症状）的赋值为 0（否）和 1（是），即该天是否出现对应的症状。以沙尘暴滞后天数作为自变量，分别对咳嗽、咯痰、气短、肺部喘鸣、胸部憋闷、咽干口苦、眼睛干涩、流涕、流泪、打喷嚏和心情压抑 11 种症状进行回归分析。本研究选取了 4 次沙尘暴事件进行分析，选取的标准为调查月份该沙尘暴时间前 8 天和后 5 天没有沙尘暴发生，以此来消除相邻沙尘暴事件可能造成的干扰，在本调查的时间内每月只有一次沙尘暴发生，符合本研究条件。

研究发现，沙尘暴发生当天儿童 11 种所查症状的发生率均明显增加，各症状发生的相对危险度均明显升高。沙尘暴过后，儿童各种症状发生的 *RR* 值均逐渐降低，沙尘暴过后 4 d 绝大多数症状的发生率均恢复到平常天气时的状态（图 3-7）。

表 3-8 沙尘暴发生前后活动各时间段人数比例 单位：%

时间段 /h		前 3 天平均	当天	后 1 天	后 2 天	后 3 天	后 4 天	后 5 天
t_1	$t_1 \leq 8$	7.9	8.7	8.7	9.5	9.2	8.9	8.5
	$8 < t_1 \leq 10$	61.1	59.6	59.0	56.2	55.4	60.1	59.2
	$10 < t_1 \leq 12$	29.3	30.2	30.6	31.9	32.5	29.1	30.4
	$t_1 > 12$	1.7	1.6	1.7	2.5	2.9	1.9	1.9
t_2	$t_2 \leq 4$	25.8	20.8*	28.7	28.2	27.5	27.4	24.5
	$4 < t_2 \leq 8$	22.6	24.8	22.3	26.3	26.8	26.0	25.9
	$8 < t_2 \leq 12$	41.6	43.5	38.7	35.3	35.4	36.7	39.6
	$t_2 > 12$	9.9	11.0	10.4	10.2	10.4	9.9	10.1
t_3	$t_3 \leq 2$	38.9	43.4*	38.1	37.5	37.9	39.2	41.2
	$2 < t_3 \leq 4$	38.1	40.2	38.2	38.9	38.8	38.5	39.0
	$4 < t_3 \leq 6$	16.7	12.5*	16.9	17.2	14.6	16.5	14.3
	$t_3 > 6$	6.2	3.8*	6.8	6.4	8.7	5.8	5.5
t_4	$t_4 \leq 0.5$	27.1	23.6*	28.4	29.5	30.0	29.0	26.2
	$0.5 < t_4 \leq 1$	26.9	27.9	26.5	27.0	26.0	26.6	27.6
	$1 < t_4 \leq 2$	37.6	38.7	37.1	35.8	37.1	36.5	38.1
	$2 < t_4 \leq 4$	8.5	9.9	8.0	7.7	6.9	7.8	8.1

注：t_1 为在家休息（含睡觉）时间；t_2 为室内活动时间；t_3 为室外活动时间；t_4 为交通活动时间。人数比例间的差异运用卡方检验，$*p \leq 0.05$。

在 4 次沙尘暴对儿童不同症状发生相对危险度的分析中，各次沙尘暴的急性效应往往有所不同。如果我们以多数沙尘暴（3 次或以上）的影响作为一般规律的判断标准，从图 3-7 可以看出，多数沙尘暴发生的当天，咳嗽、咯痰、气短、咽干口苦、眼睛干涩、流涕、流泪、打喷嚏和心情压抑 9 种症状 RR 值的升高达到了显著水平，只有肺部喘鸣和胸部憋闷 2 种症状 RR 值的升高未达到显著水平。沙尘暴过后虽然各种症状发生的 RR 值均有所下降，然而下降速度不同：滞后 1～2 d，气短、眼睛干涩、流涕、流泪和心情压抑 5 种症状发生的 RR 值仍然升高显著，滞后 3 d 左右恢复到正常水平；而咯痰和咽干口苦 2 种症状发生的 RR 值在滞后 4 d 才恢复

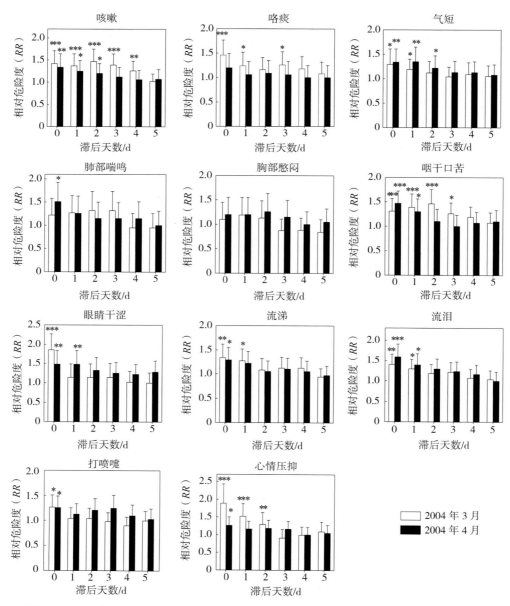

图 3-7　2004 年 3 月和 4 月各一次沙尘暴事件滞后天数对儿童健康影响的 GEE 回归分析
注：表示与对照组相比，*$p \leqslant 0.05$，**$p \leqslant 0.01$，***$p \leqslant 0.001$。

正常；咳嗽症状发生的 RR 值在滞后 5 d 才基本恢复正常。这些沙尘暴对儿童的急性危害表现的滞后效应，与沙尘暴对居民健康的急性影响具有滞后效应的特征是一致的。

研究发现，沙尘暴对儿童不适症状的影响，不同年度之间虽然有大致相同的趋势，但是在一些症状发生的 RR 值显著性水平上存在一定的差异。例如，2005 年多数症状发生的 RR 值较 2004 年高，同一年中不同沙尘暴事件的影响也不尽相同。出现这种差异的原因可能与两年调查期间各次沙尘暴的强弱不同、暴露人群的健康状态不同，以及沙尘暴爆发时的气象因素、空气污染状况的差异等有关系，对此尚待进一步研究。

4 沙尘天气对健康影响的滞后效应

　　长期以来，环境医学和毒理学研究证明，空气颗粒物对暴露人群呼吸系统和循环系统的健康有损害作用。研究指出，空气中 PM_{10} 和 $PM_{2.5}$ 可随呼吸而进入人体肺部并沉积于呼吸道和肺泡壁，从而引起或加重上呼吸道和肺部疾患，有时还可导致慢性阻塞性肺疾病发生，进一步引起肺心病、肺性高血压等疾病发生。环境流行病学研究发现，空气颗粒物与人体血液黏稠度上升、心率增加、心率变异性降低、心肌缺血增加等相关，并在动物试验中得到了验证。也有报道称，空气中颗粒物的短期暴露会对健康成年人的心脏自律功能产生不良影响。

　　环境毒理学研究发现，颗粒物进入人体呼吸道后，通过炎症刺激并损伤呼吸系统，导致免疫介导的炎症因子分泌增多，使血管内皮通透性增加，间接地影响心脑血管的健康。此外，颗粒物吸附的有害化学成分也可溶于呼吸道黏膜的水层，进而通过呼吸道屏障进入心脑血管，随着血流进入心血管组织及其他内脏，直接引起心血管和其他内脏疾病的发生或加重。大气超细颗粒物也可直接通过呼吸道屏障进入心血管系统，直接对循环系统和人体内脏器官产生损害作用。

　　孟紫强研究组发现，空气中的 $PM_{2.5}$ 可引起试验动物多种器官或组织发生脂质过氧化损伤，从而提出空气颗粒物是一种全身性毒物，不仅对呼吸道和心脑血管系统有损害作用，而且对全身其他系统均具有毒性作用。

　　沙尘天气是我国北方春季多发的恶劣天气，可导致大气颗粒物水平急剧增高，严重影响大气环境质量，然而有关沙尘天气与健康的研究很少。为此，我们对沙尘天气特别是沙尘暴对人群健康的影响进行了大样本流行病学调查和毒理学试验研究。

4.1　沙尘天气流行病学研究方法

大量研究指出，沙尘天气尤其是沙尘暴发生期间，大气颗粒物浓度急剧升高。因此，人们猜想沙尘天气可能对健康造成严重影响。但由于沙尘暴多发生在人烟稀少的边远地带，所以关于沙尘天气对人群健康影响的流行病学研究甚少。孟紫强研究组于 2004—2005 年对我国西北沙尘天气高发区——甘肃省武威市所有大中型医院有关沙尘天气与居民呼吸系统和心脑血管疾病日门诊人数的关系进行了大样本研究。

4.1.1　资料收集

本研究调查了医院的内科、妇科、儿科、五官科、皮肤科、外科、中西医科、骨科、泌尿生殖科等科室，收集了 2004 年 3—5 月和 2005 年 3—5 月的每日门诊和住院病例，详细登记病例信息，包括姓名、性别、出生年月、住址、病名或症状、是否初（复）诊等。把从医院收集的门诊、住院病例按次序编号，逐个录入用 EpiData 3.0 编好的程序中，核查、纠错后转入 Excel 或 SPSS 11.0 进行归类整理和统计分析。根据国际疾病分类第 10 版（ICD-10），将收集的各种病例按以下 9 类进行统计：①传染病和寄生虫病（编码：A00-B99）；②肿瘤（编码：C00-D48）；③血液和造血器官疾病（编码：D50-D89）；④精神障碍和神经系统疾病（编码：F00-G99）；⑤眼和耳疾病（编码：H00-H95）；⑥循环系统疾病（编码：I00-I99）；⑦呼吸系统疾病（编码：J00-J99）；⑧消化系统疾病（编码：K00-K93）；⑨其他（编码：L00-Z99）。

4.1.2　半参数广义相加模型分析

我们选择 1995—2003 年每年 3—5 月作为研究时期，而这段时间并不是一个连续序列，因此应用半参数广义相加模型（Semi-parametric Generalized Additive Model，SGAM）分别探讨每年沙尘天气（分为浮尘、扬沙和沙尘暴）对居民日入院人数（因呼吸系统）的影响，并研究沙尘天气的影响是否存在滞后效应。

日入院人数对于居民总体来说规模较小，其实际分布近似泊松分布，因此本研究采用时间序列的泊松回归模型。同时控制了日入院人数的长期趋势、日历效应、气象要素等混杂因素。

具体模型如下：

$$\lg[E(Y_k)] = \alpha + DOW + \beta X_k + s(\text{time}) + s(Z_k) \qquad (4-1)$$

式中，$E(Y_k)$——响应变量 Y 在 k 日的住院人数预期值；

$\quad\alpha$——截距；

$\quad DOW$——反映日历效应的虚拟变量；

$\quad\beta X_k$——GAM 模型中的参数部分；

$\quad X$——分类变量，代表正常天气、浮尘天气、扬沙天气和沙尘暴天气；

$\quad\beta$——回归系数；

$\quad s$——非参数平滑样条函数；

$\quad\text{time}$——日期；

$\quad Z_k$——在 k 日的气象因子变量，包括日均气温、气压、水汽压、相对湿度、定时最小能见度。

本研究采用赤池信息量准则（Akaike Information Criterion，AIC）作为评判标准，对各年回归模型进行因子选择和优度检验（Akaike，1987）。

在沙尘天气对不同疾病门诊和住院人数影响的研究中，采用 SGAM 模型进行时间序列分析。模型中用数字 1 代表正常天气，2 代表浮尘天气，3 代表扬沙天气，4 代表沙尘暴天气。将统计好的数据转入 S-PLUS 程序包（用 R 软件做辅助），控制日历效应、气象要素、大气污染等因素，调用 SGAM 函数进行分析。以 $\alpha = 0.05$ 作为检验水准，规定 $p < 0.05$（双侧）表示差异有统计学意义。

4.1.3 Meta- 分析

沙尘暴多发区沙尘天气对健康影响的 SGAM 模型分析表明，不同年度之间存在一定差异。为了探讨沙尘天气对健康影响的普遍规律，运用 Meta- 分析对各年沙尘天气与因呼吸系统疾病日入院人数关系的 SGAM 模型拟合结果进行效应量合并。通过异质性检验——卡方检验来判断各年研究是否具有同质性，当 $p > 0.05$ 时，表明各年研究具有同质性，才可以进行 Meta- 分析。合并效应量公式如下：

$$\hat{\beta}_+ = \frac{\sum_{j=1}^{K} W_j \hat{\beta}_j}{\sum_{j=1}^{K} W_j}$$

（4-2）

式中，j——各年（j=1～9）；

K——研究年份的总年数，此处为9；

$\hat{\beta}_j$——第 j 年效应估计量；

$\hat{\beta}_+$——各年效应大小的加权平均；

W_j——联合效应大小的权重，是各年效应方差的倒数。

采用 u 检验方法对各年研究的合并效应量是否具有统计学意义进行检验，若根据 u 值得到的该效应量的概率 $p<0.05$，则合并效应量有统计学意义。

Meta- 分析还需要进行敏感性分析，即考虑各年结果的合理性，将与实际情况明显不符或具有特殊值等质量较低的结果剔除并重新进行 Meta- 分析，增加 Meta- 分析的稳定性和可靠程度。

4.2　沙尘天气对医院日门诊人数的影响

武威市共有大中型医院 7 所，全部参与本次沙尘天气对医院日门诊人数影响的流行病学调查。结果表明，2004 年和 2005 年的调查结果所显示的趋势相似，所以在无特别指出的情况下，此处仅对 2004 年的分析结果进行论述。

4.2.1　沙尘天气对人体不同系统疾病日门诊人数的影响

在调查期间，武威市 7 所大中型医院门诊人数共计为 58 010 人（表 4-1），其中男患者 28 256 人、女患者 29 754 人，男女比例为 1∶1.053。年龄构成中，30～39 岁年龄段的就诊人数最多，占 21.37%，其他依次为 0～9 岁（15.89%）、≥60 岁（14.58%）、40～49 岁（14.07%）、20～29 岁（13.27%）、50～59 岁（13.04%）、10～19 岁（7.78%）。在各类疾病的分布中，呼吸系统疾病门诊人数占总人数的 22.39%、消化系统疾病门诊人数占 17.28%、循环系统疾病门诊人数占 4.86%、精神障碍和神经系统疾病门诊人数占 4.27%、眼和耳疾病门诊人数占 3.99%、传染病和寄生虫病门诊人数占 2.38%、肿瘤门诊人数占 2.32%、血液和造血器官疾病门诊人数占 0.88%、其他（因意外死亡或不好归类的疾病）占 41.64%（由于四舍五入，加和不为 100%）。

表 4-1　2004 年 3—5 月武威市 7 所医院日门诊病例统计　　　单位：人

编号	疾病	性别	0～9 岁	10～19 岁	20～29 岁	30～39 岁	40～49 岁	50～59 岁	≥60 岁	合计
①	传染病和寄生虫病	男	56	152	190	242	113	78	97	928
		女	37	64	95	109	56	50	39	450
②	肿瘤	男	11	8	14	64	51	133	169	450
		女	7	23	73	326	223	150	91	893
③	血液和造血器官疾病	男	65	24	23	34	28	25	35	234
		女	34	29	28	66	47	32	38	274
④	精神障碍类疾病	男	72	109	131	225	174	167	214	1 092
		女	27	69	120	394	301	260	216	1 387
⑤	眼和耳疾病	男	123	227	150	223	151	135	144	1 153
		女	50	145	108	288	196	179	196	1 162
⑥	循环系统疾病	男	69	77	80	178	181	206	556	1 347
		女	28	47	89	243	230	372	462	1 471
⑦	呼吸系统疾病	男	3 695	563	360	658	520	527	912	7 235
		女	1 838	260	431	868	652	824	880	5 753
⑧	消化系统疾病	男	852	294	452	995	817	835	1 019	5 264
		女	402	207	443	1 116	842	891	860	4 761
⑨	其他	男	1 158	1 228	1 772	2 378	1 501	1 179	1 337	10 553
		女	693	985	3 139	3 991	2 077	1 523	1 195	13 603
总计		男	6 101	2 682	3 172	4 997	3 536	3 285	4 483	28 256
		女	3 116	1 829	4 526	7 401	4 624	4 281	3 977	29 754
		总	9 217	4 511	7 698	12 398	8 160	7 566	8 460	58 010

注：精神障碍类疾病指精神障碍和神经系统疾病。

调查表明，沙尘天气对"①传染病和寄生虫病、②肿瘤、③血液和造血器官疾病、④精神障碍和神经系统疾病"均无显著急性影响、对"⑨其他"的分析意义不大，因此分析结果只列出"⑤眼和耳疾病、⑥循环系统疾病、⑦呼吸系统疾病、

⑧消化系统疾病"的变化情况（表 4-2～表 4-5）。

　　表 4-2 总结了沙尘天气与眼耳疾病发生的联系。结果表明，沙尘天气对眼耳疾病门诊人数影响的决定系数（R^2）[①]不高。对男性，$R^2=0.431$；对女性，$R^2=0.312$。在沙尘暴之后第 2 天（$P=0.041$，$\beta=0.539$）男性就诊人数显著上升，对女性无显著影响。

表 4-2　沙尘天气对眼和耳疾病日门诊人数影响分析

天气状况	滞后天数 / d	男性眼耳疾病			女性眼耳疾病		
		β	p	R^2	β	p	R^2
浮尘	Lag1	0.014	0.626		−0.151	0.321	
	Lag2	−0.122	0.811		0.017	0.628	
	Lag3	−0.231	0.435		0.126	0.203	
	Lag4	−0.037	0.242		−0.152	0.472	
扬沙	Lag1	0.241	0.977		0.025	0.278	
	Lag2	−0.058	0.504	0.431	−0.231	0.544	0.312
	Lag3	0.327	0.082		0.213	0.093	
	Lag4	−0.185	0.143		0.145	0.102	
沙尘暴	Lag1	0.262	0.095		0.237	0.071	
	Lag2	0.539	0.041*		0.393	0.068	
	Lag3	0.072	0.353		0.176	0.087	
	Lag4	−0.092	0.288		0.004	0.156	

注：Lag1～Lag4 分别代表沙尘天气滞后天数；R^2 为方程的决定系数，值越大表示对数据的拟合性越好；β 为出现沙尘天气时患病危险度的增加倍数；*$p \leqslant 0.05$ 表示差异显著（具统计学意义）。

　　沙尘天气与循环系统疾病的发生联系密切。调查表明，沙尘天气对男性循环系统疾病门诊人数影响的 R^2 为 0.617，就诊人数在扬沙之后第 4 天（$p=0.031$，$\beta=0.454$）显著上升，在沙尘暴之后第 2 天（$p=0.029$，$\beta=0.54$）、第 3 天（$p=0.014$，$\beta=0.772$）均显著上升；沙尘天气对女性循环系统疾病门诊人数影响的 R^2 为 0.6，就诊人数在浮尘之后第 3 天（$p=0.049$，$\beta=0.563$）和沙尘暴之后第 3 天（$p=0.018$，$\beta=0.629$）显著上升（表 4-3）。

[①]　R^2：线性回归的决定系数，也称判定系数，又称拟合优度。拟合优度越大，自变量对因变量的解释程度越高，自变量引起的变动占总变动的百分比越高，观察点在回归直线附近越密集。R^2 的值越接近 1，说明回归直线对观测值的拟合程度越好；R^2 的值越小，说明回归直线对观测值的拟合程度越差。R^2 取值为 0～1。

表 4-3 沙尘天气对循环系统疾病日门诊人数影响分析

天气状况	滞后天数 / d	男性循环系统疾病			女性循环系统疾病		
		β	p	R^2	β	p	R^2
浮尘	Lag1	0.281	0.226	0.617	−0.04	0.851	0.6
	Lag2	0.046	0.832		−0.169	0.43	
	Lag3	0.147	0.579		0.563	0.049*	
	Lag4	0.216	0.193		0.059	0.107	
扬沙	Lag1	−0.154	0.152	0.617	−0.022	0.856	0.6
	Lag2	−0.069	0.526		−0.067	0.555	
	Lag3	0.044	0.685		−0.1	0.374	
	Lag4	0.454	0.031*		0.025	0.094	
沙尘暴	Lag1	0.508	0.104		0.275	0.372	
	Lag2	0.54	0.029*		0.3	0.249	
	Lag3	0.772	0.014*		0.629	0.018*	
	Lag4	0.096	0.097		0.132	0.115	

注：Lag1～Lag4 分别代表沙尘天气滞后天数；R^2 为方程的决定系数，值越大表示对数据的拟合性越好；β 为出现沙尘天气时患病危险度的增加倍数；*$p \leqslant 0.05$ 表示差异显著（具统计学意义）。

沙尘天气与呼吸系统疾病的发生联系密切。调查表明，沙尘天气对男性呼吸系统疾病门诊人数影响的 R^2 为 0.708，就诊人数在扬沙之后第 2 天（$p=0.027$，$\beta=0.577$）以及沙尘暴之后第 2 天（$p=0.038$，$\beta=0.549$）、第 3 天（$p=0.024$，$\beta=0.672$）显著上升；沙尘天气对女性呼吸系统疾病门诊人数影响的 R^2 为 0.774，就诊人数在浮尘之后第 4 天（$p=0.048$，$\beta=0.271$）和沙尘暴之后第 1 天（$p=0.005$，$\beta=0.97$）、第 3 天（$p=0.011$，$\beta=0.611$）显著上升（表 4-4）。

表 4-4 沙尘天气对呼吸系统疾病日门诊人数影响分析

天气状况	滞后天数 /d	男性呼吸系统疾病			女性呼吸系统疾病		
		β	p	R^2	β	p	R^2
浮尘	Lag1	−0.233	0.327	0.708	−0.087	0.615	0.774
	Lag2	0.003	0.284		0.036	0.812	
	Lag3	0.158	0.425		0.145	0.412	
	Lag4	0.043	0.052		0.271	0.048*	
扬沙	Lag1	−0.054	0.132		0.028	0.75	
	Lag2	0.577	0.027*		0.056	0.512	
	Lag3	0.014	0.526		0.092	0.334	
	Lag4	−0.191	0.343		0.071	0.472	

天气状况	滞后天数 /d	男性呼吸系统疾病			女性呼吸系统疾病		
		β	p	R^2	β	p	R^2
沙尘暴	Lag1	0.321	0.061	0.708	0.97	0.005*	0.774
	Lag2	0.549	0.038*		0.39	0.132	
	Lag3	0.672	0.024*		0.611	0.011*	
	Lag4	0.113	0.219		0.245	0.211	

注：Lag1～Lag4 分别代表沙尘天气滞后天数；R^2 为方程的决定系数，值越大表示对数据的拟合性越好；β 为出现沙尘天气时患病危险度的增加倍数；*$p \leq 0.05$ 表示差异显著（具统计学意义）。

沙尘天气与消化系统疾病也有一定关联。调查发现，沙尘天气对男性消化系统疾病门诊人数影响的 R^2 为 0.731，就诊人数在沙尘暴之后第 1 天（$p=0.008$，$\beta=0.462$）显著上升；沙尘天气对女性消化系统疾病门诊人数影响的 R^2 为 0.722，就诊人数在沙尘暴之后第 2 天（$p=0.013$，$\beta=0.69$）显著上升（表 4-5）。

表 4-5　沙尘天气对消化系统疾病日门诊人数影响分析

天气状况	滞后天数 /d	男性消化系统疾病			女性消化系统疾病		
		β	p	R^2	β	p	R^2
浮尘	Lag1	0.045	0.739	0.731	−0.117	0.515	0.722
	Lag2	0.256	0.232		0.016	0.732	
	Lag3	0.341	0.178		0.047	0.389	
	Lag4	−0.002	0.654		−0.157	0.271	
扬沙	Lag1	0.005	0.938		0.128	0.098	
	Lag2	−0.114	0.621		0.006	0.311	
	Lag3	0.444	0.068		0.054	0.153	
	Lag4	0.002	0.084		−0.006	0.372	
沙尘暴	Lag1	0.462	0.008*		0.271	0.075	
	Lag2	0.14	0.099		0.69	0.013*	
	Lag3	0.272	0.142		0.311	0.088	
	Lag4	0.008	0.103		0.047	0.183	

注：Lag1～Lag4 分别代表沙尘天气滞后天数；R^2 为方程的决定系数，值越大表示对数据的拟合性越好；β 为出现沙尘天气时患病危险度的增加倍数；*$p \leq 0.05$ 表示差异显著（具统计学意义）。

4.2.2 沙尘天气对呼吸系统疾病日门诊人数的影响

4.2.2.1 研究方法

本研究应用 SGAM 模型对 2004 年和 2005 年每年 3—5 月扬沙天气、沙尘暴与呼吸系统疾病日门诊人数之间的联系进行时间序列分析。考虑到两年之间存在着差异且非连续序列，因此分别对每年建立回归方程并将日门诊人数作为一个时间序列进行研究。由于时间序列自身的特点，日门诊人数受到许多随时间变化的混杂因子的影响，如人群特征和数量的变化、社会经济情况、健康行为的变化（饮食习惯、工作强度、锻炼身体等）、医疗水平、社会保障系统等。因此，如果不控制这些因素对日门诊人数的影响，就很容易产生混杂偏差，甚至生态学谬误。然而，由于这些因素多是随时间变化的，或呈现长期趋势，或呈现季节变化，所以在 SGAM 分析中通过利用时间的非参数样条函数以达到控制这些与时间相关的混杂因素的目的，从而最大限度地减少混杂偏差和生态学谬误的发生。这也是当前 SGAM 模型分析被环境流行病学广泛应用的主要原因之一。

4.2.2.2 沙尘天气对呼吸系统疾病日门诊人数的影响结果

（1）呼吸系统疾病日门诊基本情况

表 4-6 列出了 2004 年和 2005 年每年 3—5 月，武威市 7 所大中型医院呼吸系统疾病每日门诊人数的基本情况。在该研究中，呼吸系统疾病主要包括上呼吸道感染（占 68%）、上呼吸道其他疾病（鼻、喉、扁桃体、声带等的疾病，占 11.5%）、肺炎（占 8.8%）和气管炎（占 8.7%）。

表 4-6　2004 年和 2005 年 3—5 月武威市大中型医院呼吸系统疾病日门诊人数的频数分布

年份	性别	$\bar{x}$	s	Min	P_{25}	P_{50}	P_{75}	Max
2004	男	78.35	27.09	26	53	83	95	140
	女	62.33	23.94	12	44	64	77	145
2005	男	80.31	29.39	18	60	81	96	155
	女	68.51	23.52	21	51	72	86	140

注：表内数字为均数加减标准差（$\bar{x} \pm s$）；Min 代表最小值；Max 代表最大值；P_{25} 为 25% 分位数，P_{50} 为中位数，P_{75} 为 75% 分位数。

（2）沙尘天气对健康影响的滞后效应

表4-7总结了2004年和2005年每年3—5月扬沙天气或沙尘暴滞后第0天（即当天，Lag0）到滞后第6天（Lag6）对所调查医院呼吸系统疾病每日门诊人数影响的SGAM模型分析结果。虽然两年中沙尘暴都对呼吸系统疾病日门诊人数有影响，且均表现为滞后效应，但不同性别、不同年份所受影响的程度不同，表明沙尘天气对呼吸系统健康的影响受多种因素的制约。

对2004年的数据进行分析发现，沙尘天气对呼吸系统疾病门诊人数的相对危险度（RR）与滞后天数有一定关联[①]。对于男性门诊人数来说，RR值在扬沙天气滞后第2天［RR=1.58（95% CI[②]=1.13～2.20）］及沙尘暴滞后第2天［RR=1.55（95% CI=1.01～2.38）］、第3天［RR=1.67（95% CI=1.03～2.70）］有统计学意义；而女性门诊RR值在沙尘暴滞后第1天［RR=1.97（95% CI=1.08～3.58）］有统计学意义。

2005年，男性门诊RR值在沙尘暴滞后第1天［RR=1.43（95% CI=1.05～1.94）］、第3天［RR=1.48（95% CI=1.02～2.15）］有统计学意义，而女性门诊RR值在扬沙天气滞后第2天［RR=1.49（95% CI=1.01～2.19）］及沙尘暴滞后第1天［RR=1.53（95% CI=1.06～2.21）］有统计学意义。

（3）沙尘天气影响健康的因素

研究结果表明，扬沙天气与沙尘暴的发生与居民呼吸系统疾病日门诊人数RR值增加的关联密切。扬沙天气和沙尘暴的主要特征是风速大，空气中不同粒径颗粒物急剧增加。有文献记载，沙尘暴期间TSP最高可达6 000 μg/m³，而且其中$PM_{9.0}$占76.9%、$PM_{2.1}$占16.1%，比正常天气均有大幅度增加；一些重金属元素（如Pb、Se、Zn、Cd、Cu）和类金属元素（如As）以及有机污染物在空气中的浓度也远高于平时。随着空气中PM_{10}浓度的增加，居民呼吸系统疾病的门诊率、入院率和死亡率相应增加；尤其是PM_{10}短期内急剧增加对健康的危害更大，可引起暴露人群

---

① 相对危险度（RR）是反映暴露与发病（或死亡）关联强度最有用的指标。RR值适用队列研究或随机对照试验。RR表明暴露组发病或死亡的危险是非暴露组的多少倍，即暴露组发病率或死亡率与非暴露组发病率或死亡率之比。它是反映暴露与发病（死亡）关联强度的指标。RR值越大，表明暴露的效应越大，暴露与结局关联的强度越大。当它有统计学意义时：RR=1，说明暴露因素与疾病之间无关联；RR>1，说明暴露因素是疾病的危险因素（正相关），认为暴露与疾病呈"正"关联；RR<1，说明暴露因素是疾病的保护因素（负相关），认为暴露与疾病呈"负"关联。
② CI：在统计学上是指置信区间；95% CI是指样本推算总体时，CI有95%的可能性包括总体。

表4-7 2004年和2005年每年3—5月沙尘天气对武威市大中型医院呼吸系统疾病日门诊人数影响的 SGAM 分析

年份	沙尘天气	性别	RR（95% CI）						
			Lag0	Lag1	Lag2	Lag3	Lag4	Lag5	Lag6
2004	扬沙	男	0.84 （0.59~1.19）	0.95 （0.64~1.40）	1.58 （1.13~2.20）*	1.01 （0.80~1.27）	0.81 （0.61~1.08）	1.08 （0.83~1.40）	1.14 （0.82~1.58）
		女	1.01 （0.69~1.48）	1.03 （0.78~1.36）	1.06 （0.84~1.34）	1.09 （0.75~1.58）	1.07 （0.80~1.42）	1.12 （0.82~1.52）	1.04 （0.74~1.47）
	沙尘暴	男	1.22 （0.67~2.21）	1.32 （0.85~2.06）	1.55 （1.01~2.38）*	1.67 （1.03~2.70）*	1.11 （0.67~1.85）	1.15 （0.69~1.91）	1.25 （0.80~1.95）
		女	1.18 （0.80~1.74）	1.97 （1.08~3.58）*	1.39 （0.87~2.23）	1.61 （0.90~2.87）	1.25 （0.75~2.09）	1.35 （0.85~2.15）	1.16 （0.67~2.01）
2005	扬沙	男	0.86 （0.59~1.25）	0.79 （0.62~1.00）	0.92 （0.67~1.27）	1.21 （0.96~1.52）	0.84 （0.59~1.19）	0.93 （0.71~1.21）	1.19 （0.81~1.74）
		女	1.31 （0.94~1.82）	1.02 （0.77~1.36）	1.49 （1.01~2.19）*	0.78 （0.58~1.05）	1.00 （0.70~1.44）	0.97 （0.66~1.42）	0.86 （0.63~1.18）
	沙尘暴	男	1.27 （0.90~1.78）	1.43 （1.05~1.94）*	1.21 （0.85~1.72）	1.48 （1.02~2.15）*	0.92 （0.63~1.34）	0.75 （0.49~1.15）	1.09 （0.77~1.54）
		女	1.01 （0.70~1.47）	1.53 （1.06~2.21）*	1.12 （0.70~1.79）	1.36 （0.87~2.13）	1.20 （0.77~1.86）	0.75 （0.51~1.1）	1.00 （0.64~1.56）

注：CI 在统计学上是指置信区间；95% CI 是指样本推算总体时，CI 有 95% 的可能性包括总体。Lag0~Lag6 分别代表沙尘天气滞后天数；*$p \leqslant 0.05$ 表示差异显著。

疾病的发病率或加重率及死亡率明显增加。武威市发生沙尘暴期间空气 SO_2、NO_2 浓度未见显著变化，甚至还有降低的趋势，而 PM_{10} 浓度（24 h 均值）在正常天气为 68～108 $\mu g/m^3$、扬沙天气为 205～251 $\mu g/m^3$、沙尘暴天气为 285～368 $\mu g/m^3$，表明扬沙天气和沙尘暴对居民呼吸系统疾病日门诊 *RR* 值的增加的影响，可能与沙尘天气期间 PM_{10} 在短期内急剧增高有关。

沙尘天气频发期间，武威市的呼吸系统疾病主要是上呼吸道感染（占 68%）、肺炎和支气管炎（占 17.5%）。表明扬沙天气和沙尘暴主要引发上呼吸道感染、肺炎及支气管炎。其引发机理可能是由于大气可吸入颗粒物在强风的推动下，呼吸系统（尤其上呼吸道）是这些不利因素直接攻击的靶器官，细颗粒物还可以通过呼吸道抵达肺泡壁并沉积在气道不同部位引起慢性阻塞性肺部疾病。此外，空气颗粒污染物的表面吸附了大量有毒气体、金属和有机物，可以刺激呼吸道黏膜，诱发呼吸系统疾病，如支气管炎、哮喘等。我们对包头市和武威市 2004 年和 2005 年沙尘暴和扬沙天气 $PM_{2.5}$ 的毒理学效应进行的一系列研究也发现，该 $PM_{2.5}$ 可引起大鼠肺组织细胞和肺泡巨噬细胞脂质过氧化损伤，还可引起肺泡巨噬细胞的吞噬功能损伤，甚至死亡，导致免疫功能下降；同时还可导致泡巨噬细胞膜流动性改变，膜 K^+-Na^+-ATP 酶、Ca^+-Mg^+-ATP 酶活性改变，酸性磷酸酶活性升高，细胞内 Ca^{2+} 含量增加等病理生理改变。肺泡巨噬细胞受到损害之后，降低了呼吸系统的免疫防御功能，对空气中致病微生物的侵染抵抗能力降低，使暴露居民易于发生上呼吸道感染、支气管炎及肺炎等疾病，从而引起呼吸系统疾病日门诊人数 *RR* 值增高。

我们在环境毒理学方面的研究也发现，沙尘天气 PM_{10} 和 $PM_{2.5}$ 的毒性虽然比污染城市的空气 PM_{10} 和 $PM_{2.5}$ 的毒性偏低，但差异不大，无统计学意义。这表明沙尘暴也是一个污染暴和灾害暴。

（4）沙尘健康影响的剂量—效应关系

本研究结果也指出，沙尘暴对呼吸系统疾病日门诊人数增加的影响比扬沙天气更为严重，由于扬沙天气 PM_{10} 与 $PM_{2.5}$ 在空气中的浓度远低于沙尘暴期间的 PM_{10} 与 $PM_{2.5}$ 水平（表 3-2），这在一定意义上也说明，沙尘 PM_{10}、$PM_{2.5}$ 浓度与呼吸系统疾病的发生或加重存在一定程度的剂量—效应关系。因此，对于以高浓度颗粒物为特征的沙尘天气的健康危害作用及防护应引起高度重视。

（5）沙尘天气健康影响发生滞后效应的原因

扬沙天气和沙尘暴对疾病日门诊人数增加的影响是一种滞后效应，对于扬沙天气滞后第 2～4 天 RR 值的增加有统计学意义，对于沙尘暴滞后第 1～4 天 RR 值的增加有统计学意义。沙尘天气滞后效应的发生可能是由于：

①沙尘天气结束后的若干天内，细颗粒物继续滞留在空气中，随着人群暴露天数的增加，吸入的颗粒物也随之增加，导致体内颗粒物剂量累积增加，颗粒物累积到足够剂量时引发或加重呼吸及心脑血管疾病的发生，使日门诊 RR 值的增加具有统计学意义。

②漂浮在空气中的细颗粒物可吸附有害气体、重金属元素、有机污染物及各种致病菌，随着滞留在空气中时间的延长，吸附越来越多，使细颗粒物毒害作用增高，导致沙尘天气之后随着滞后日数的增加，颗粒物毒性增大，暴露人群吸入这些毒性较强的颗粒物将对健康造成更大影响，从而导致 RR 值增加。

③人体受到吸入颗粒物的攻击之后，到出现病理生理变化及疾病出现，需要一定过程，即需要一定的"潜伏期"，尤其是一些低浓度非刺激性有毒化学物的毒性作用若属慢性作用则需要在作用之后一定时间才能出现病症。

④人体受到吸附在颗粒物上的病原微生物（如流感病毒、肺炎球菌等）攻击或感染之后，这些微生物需要一定时间在人体内繁殖增长达到足够致病的数量后才能引发疾病，从而导致滞后效应的发生。

⑤一些心理因素也会影响沙尘天气医院就诊人数，例如，扬沙天气和沙尘暴发生时恶劣的天气情况使当地居民为了避开大风和沙尘的袭击而延迟去医院就诊和治疗时间，导致扬沙天气和沙尘暴当日的各个疾病门诊 RR 值较低。

⑥居民经济收入状况也会影响医院就诊人数。在沙尘天气高发区往往经济欠发达，人均收入较低，在发病初期患者往往克己忍耐或自我治疗，直到拖延至病情严重时才去医院诊治等情况也会导致沙尘天气之后呼吸和心脑血管疾病日门诊 RR 值上升滞后的现象。

此外，有的沙尘暴发生在下午或晚上也是导致当日 RR 值较低的原因之一。

（6）健康影响的年度或性别差异

沙尘天气对呼吸系统疾病日门诊 RR 值的影响存在年度差异。从表 4-7 可见，2004 年和 2005 年，扬沙天气或沙尘暴事件引起的 RR 值的大小和滞后效应发生的滞后日不同，有的情况甚至差别很大，其原因可能是由于：

①不同年份沙尘暴发生的季节或月份不同，例如，2004年两次沙尘暴均发生在3月，而2005年共发生了3次沙尘暴，3—5月每月均发生一次。3—5月正是季节转折期，不同月份的气温、气湿、风速等气象因子和环境因子（如 SO_2、NO_2等）均差别很大。这些因素对沙尘暴的健康效应有不可忽视的影响。

②扬沙天气和沙尘暴对居民健康的影响，还受到当时当地生态条件、社会经济状况、文化心理素质及居民健康意识等多种因素的影响，从而导致不同年份扬沙天气和沙尘暴对人群健康影响的滞后效应有所不同。

扬沙天气和沙尘暴对人群健康的影响无论在 RR 值的大小上还是在滞后日期上都存在性别差异。对于扬沙天气而言，在2004年扬沙天气引起男性居民 RR 值有统计学意义，而对女性无意义；在2005年扬沙天气引起女性居民 RR 值有统计学意义，而对男性无意义。对于沙尘暴来说，2004年和2005年，每年在沙尘暴滞后第1~3天男性居民有两日的 RR 值有统计学意义，而对女性居民每年均在沙尘暴滞后第1天 RR 值有统计学意义。一项研究指出，性激素分泌的不同对呼吸道炎症、平滑肌和血管功能的影响有潜在差异。有的研究指出，$PM_{1.0}$ 在女性肺部沉积的量要大于男性，使女性对呼吸系统疾病的易感性较高。除此之外，性别之间的差异也可能与两者的劳动分工不同有关，男性多在户外工作，劳动强度也较大，故肺通气量和肺血流量较大，使男性不但对沙尘天气不良因素的暴露时间长，剂量高，而且穿过肺泡进入血液的细颗粒物或其有害成分也较多，使男性心血管及其他内脏受到的攻击更为严重。为了阐明沙尘天气健康效应的性别差异，进一步研究是必要的。

4.2.2.3　沙尘颗粒物对不同呼吸系统疾病日门诊人数的影响

长期以来，对于因交通或工业污染导致空气颗粒物增加而引起暴露人群呼吸系统疾病患病率、死亡率上升的研究很多。但是，对于沙尘天气所引起的自然源颗粒物对人体健康的影响很少有报道。

我们的研究发现，扬沙天气和沙尘暴的发生均与暴露居民呼吸系统疾病每日门诊人数的增加有联系，而且起主导作用的原因可能与发生沙尘天气时沙尘颗粒物的骤然增加有关。甘肃省武威市在研究期间工业企业很少，以农业生产为主，工业污染很少,其沙尘天气发生时的空气颗粒物基本属于自然源颗粒物。因此,在对武威市大中型医院沙尘天气高发期间(3—5月)空气颗粒物与居民呼吸系统疾病日门诊人数关系的研究,为自然沙尘颗粒物对人体健康的影响提供了一个先天独厚的条件。

(1)门诊病人基本情况

表4-8描述了2004年3—5月武威市全部大中型医院(共7所)呼吸系统疾病每日门诊人数的频数分布。

表4-8　2004年3—5月武威市大中型医院呼吸系统疾病日门诊人数的频数分布

疾病	性别	$\bar{x}$	s	Min	P_{25}	P_{50}	P_{75}	Max
气管炎	男	10.12	5.75	0	6	10	13	37
	女	8.07	4.36	0	5	8	11	24
URTI	男	40.84	14.95	13	30	40	52.75	76
	女	33.89	14.19	8	24	33	43	90
肺炎	男	14.59	7.9	1	8	13	20	39
	女	8.16	4.72	0	4.25	7	11	21
COPD	男	9.92	5.13	1	6	10	14	21
	女	9.33	5.79	0	5	8	14	28
呼吸疾病	男	78.35	27.09	26	53	83	95	140
	女	62.33	23.94	12	44	64	77	145

注:URTI—上呼吸道感染,COPD—慢性阻塞性肺部疾病。表内数字为均数加减标准差($\bar{x} \pm s$);Min代表最小值;Max代表最大值;P_{25}为25%分位数,P_{50}为中位数,P_{75}为75%分位数。

表4-9总结了研究期间不同大气污染物之间每日浓度的相关分析,$PM_{2.5}$与PM_{10}之间、$PM_{2.5}$与SO_2之间均存在显著正相关。

表4-9　2004年春季武威市大气污染物 Pearson 相关系数分析

	PM_{10}	$PM_{2.5}$	SO_2	NO_2
PM_{10}	1	—	—	—
$PM_{2.5}$	0.409[*]	1	—	—
SO_2	0.201	0.261	1	—
NO_2	−0.102	−0.214	−0.093	1

注:*$p \leqslant 0.05$表示差异显著。

（2）单污染模型拟合结果

图 4-1、图 4-2 分别显示了在单污染模型下大气 PM$_{2.5}$ 或 PM$_{10}$、SO$_2$、NO$_2$ 日平均浓度每上升 1 个 IQR 时 [①]，居民呼吸系统疾病日门诊 RR 值的变化：

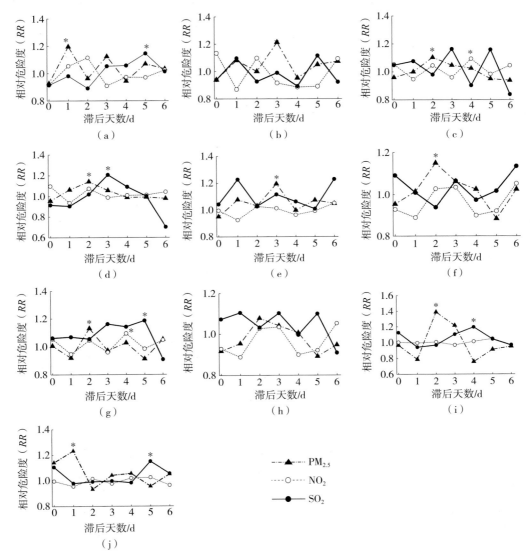

图 4-1　沙尘天气 PM$_{2.5}$、SO$_2$、NO$_2$ 对呼吸系统不同疾病日门诊 RR 值的单污染模型分析

（a）男性气管炎；（b）女性气管炎；（c）男性上呼吸道感染；（d）女性上呼吸道感染；（e）男性肺炎；（f）女性肺炎；（g）男性慢性阻塞性肺部疾病；（h）女性慢性阻塞性肺部疾病；（i）男性总呼吸系统疾病；（j）女性总呼吸系统疾病。*p≤0.05。

---

① IQR，这里是指四分位数，是统计学中分位数的一种，即把所有数值由小到大排列并分成四等份，处于三个分割点位置的数值就是四分位数。污染物浓度每升高 1 个 IQR 约相当于在上述数值排列的位置中提高了 25% 的位置。

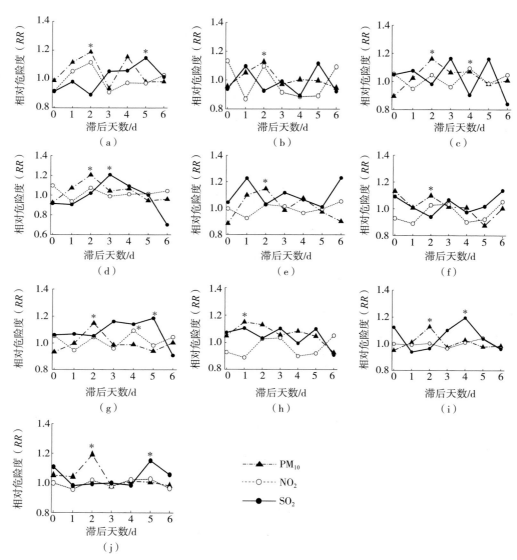

图 4-2　沙尘天气 PM$_{10}$ 对呼吸系统不同疾病日门诊 RR 值的单污染模型分析

（a）男性气管炎；（b）女性气管炎；（c）男性上呼吸道感染；（d）女性上呼吸道感染；（e）男性肺炎；（f）女性肺炎；（g）男性慢性阻塞性肺部疾病；（h）女性慢性阻塞性肺部疾病；（i）男性总呼吸系统疾病；（j）女性总呼吸系统疾病。*$p \leqslant 0.05$。

①总呼吸系统疾病。

PM$_{2.5}$ 与男性、女性总呼吸系统疾病日门诊人数有正向联系且滞后时间较短，但男性与女性门诊 RR 值有意义的沙尘天气滞后天数略有不同，分别在沙尘天气滞后 2 d 和 1 d 的 RR 值有统计学意义；

PM_{10} 与男性、女性总呼吸系统疾病日门诊人数均在沙尘天气滞后 2 d 的联系有统计学意义；

SO_2 与男性、女性总呼吸系统疾病日门诊人数分别在沙尘天气滞后 4 d 和 5 d 的 RR 值有统计学意义；

NO_2 与男性、女性呼吸系统疾病日门诊人数的 RR 值均没有统计学意义。

②气管炎。

$PM_{2.5}$（Lag1）、SO_2（Lag5）对男性气管炎日门诊人数的影响有统计学意义；

$PM_{2.5}$（Lag3）对女性气管炎日门诊人数的影响有统计学意义；

PM_{10} 与男性、女性气管炎日门诊人数均在沙尘天气滞后 2 d 的联系有统计学意义。

③上呼吸道感染（URTI）与肺炎。

$PM_{2.5}$（Lag2）、NO_2（Lag4）对男性 URTI 日门诊人数的影响有统计学意义；

$PM_{2.5}$（Lag2）、SO_2（Lag3）对女性 URTI 日门诊人数的影响有统计学意义；

PM_{10}（Lag2）对男性 URTI 日门诊人数的影响有统计学意义；

PM_{10}（Lag2）对女性 URTI 日门诊人数的影响有统计学意义。

$PM_{2.5}$ 分别在沙尘天气滞后 3 d 和 2 d 对男性和女性肺炎日门诊人数的影响有统计学意义；

PM_{10}（Lag2）对男性肺炎日门诊人数的影响有统计学意义。

④慢性阻塞性肺疾病（COPD）。

$PM_{2.5}$（Lag2）、SO_2（Lag5）对男性 COPD 日门诊人数的影响有统计学意义；

PM_{10}（Lag2）和（Lag1）分别对男性和女性 COPD 日门诊人数的影响有统计学意义。

（3）两种或 3 种污染物联合作用对呼吸系统疾病日门诊的影响：模型拟合设计

为了揭示沙尘天气中某一污染物对呼吸系统疾病日门诊的效应是否受到另外一种或另外两种污染物的影响，或者说为了揭示在沙尘天气中两种或 3 种污染物联合作用对呼吸系统疾病日门诊的影响，我们采用双污染和多污染模型拟合方法进行研究。结果发现，在武威市发生的沙尘天气源头中，沙尘 $PM_{2.5}$ 和 PM_{10} 是引发呼吸系多种疾病的主要因素，而 SO_2 和 NO_2 不是主要因素或所起作用有限（图 4-3、图 4-4）。

根据沙尘天气颗粒物急剧增加的特点，分别对 $PM_{2.5}$ 或 PM_{10} 的双污染模型拟合及多污染模型拟合分析设计如下：

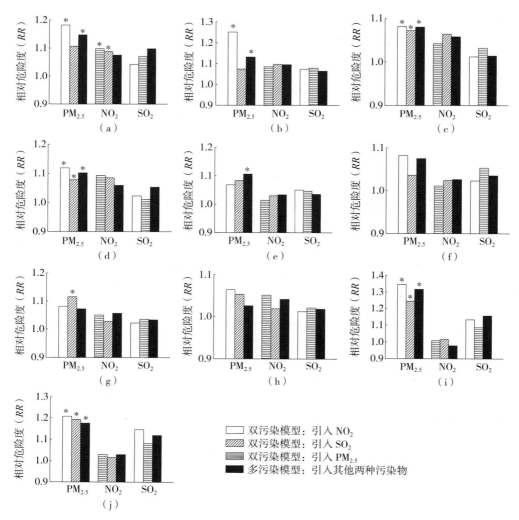

图 4-3　沙尘天气 $PM_{2.5}$、SO_2、NO_2 对呼吸系统不同疾病日门诊 RR 值的双污染、多污染模型分析
（a）男性气管炎；（b）女性气管炎；（c）男性上呼吸道感染；（d）女性上呼吸道感染；（e）男性肺炎；（f）女性肺炎；（g）男性慢性阻塞性肺部疾病；（h）女性慢性阻塞性肺部疾病；（i）男性总呼吸系统疾病；(j) 女性总呼吸系统疾病。*$p \leqslant 0.05$。

$PM_{2.5}$ 的双污染模型拟合分为 3 种情况：

①在 $PM_{2.5}$ 对呼吸系统疾病日门诊影响的 GAM 模型分析中，引入 SO_2 或 NO_2，以揭示 SO_2 或 NO_2 对 $PM_{2.5}$ 效应的影响；

②在 SO_2 对呼吸系统疾病日门诊影响的 GAM 模型分析中，引入 $PM_{2.5}$ 或 NO_2，

以揭示 $PM_{2.5}$ 或 NO_2 对 SO_2 效应的影响；

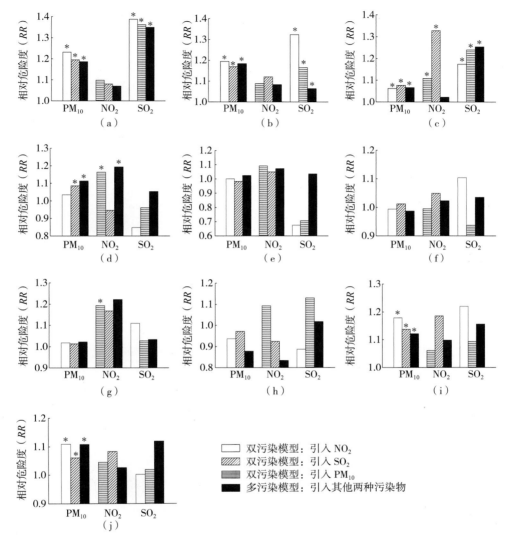

图 4-4　沙尘天气 PM_{10}、SO_2、NO_2 对呼吸系统不同疾病日门诊 *RR* 值的双污染、多污染模型分析
（a）男性气管炎；（b）女性气管炎；（c）男性上呼吸道感染；（d）女性上呼吸道感染；（e）男性肺炎；（f）女性肺炎；（g）男性慢性阻塞性肺部疾病；（h）女性慢性阻塞性肺部疾病；（i）男性总呼吸系统疾病；（j）女性总呼吸系统疾病。*$p \leqslant 0.05$。

　　③在 NO_2 对呼吸系统疾病日门诊影响的 GAM 模型分析中，引入 $PM_{2.5}$ 或 SO_2，以揭示 $PM_{2.5}$ 或 SO_2 对 NO_2 效应的影响。

　　$PM_{2.5}$ 的多污染模型拟合也分为 3 种情况：

　　①在 $PM_{2.5}$ 对呼吸系统疾病日门诊影响的 GAM 模型分析中，同时引入 SO_2 和

NO_2，以揭示 SO_2 和 NO_2 对 $PM_{2.5}$ 效应的影响；

②在 SO_2 对呼吸系统疾病日门诊影响的 GAM 模型分析中，同时引入 $PM_{2.5}$ 和 NO_2，以揭示 $PM_{2.5}$ 和 NO_2 对 SO_2 效应的影响；

③在 NO_2 对呼吸系统疾病日门诊影响的 GAM 模型分析中，同时引入 $PM_{2.5}$ 和 SO_2，以揭示 $PM_{2.5}$ 和 SO_2 对 NO_2 效应的影响。

PM_{10} 的双污染模型、多污染模型拟合分析与上述 $PM_{2.5}$ 的双污染模型、多污染模型拟合分析类似，只不过将 $PM_{2.5}$ 换为 PM_{10} 即可进行分析。

（4）两种或 3 种污染物联合作用对呼吸系统疾病日门诊的影响：模型拟合分析结果

通过双污染和多污染模型拟合分析，结果表明，在引入 SO_2 和（或）NO_2 后，$PM_{2.5}$ 对男性、女性呼吸系统不同疾病日门诊的影响有所降低，但仍然均有统计学意义，这说明沙尘 $PM_{2.5}$ 是武威市沙尘天气影响呼吸系统疾病的主要因素。然而，在引入其他污染物后，除了 NO_2 对男性气管炎仍然有统计学意义［图 4-3（a）］，其余呼吸系统不同疾病显示 SO_2 或 NO_2 的健康效应变得无统计学意义。这表明 SO_2 和 NO_2 在武威市沙尘天气影响呼吸系统疾病的因素中不是主要因素或所起作用有限（图 4-3）。

从图 4-4 可以看出，在沙尘天气中沙尘 PM_{10} 对呼吸系统疾病影响的双污染和多污染模型拟合结果与 $PM_{2.5}$ 类似，PM_{10} 也是沙尘天气中诱发不同呼吸系统疾病的主要因素，而 SO_2 和 NO_2 都不是影响呼吸系统疾病的主要因素或所起作用有限。

在此必须说明的是，武威市是沙尘天气发生的源头，加之本研究期间武威市是一个工业生产很少的农业区域，颗粒物绝大多数是从当地地面扬起的沙土，是沙尘颗粒物，即沙尘 $PM_{2.5}$ 和沙尘 PM_{10}，这一点与经过长距离传输的沙尘颗粒物在途径污染城市时吸附了大量污染物的情况不同。另外，作为沙尘天气源头的武威市工业生产极少故其沙尘天气中的 SO_2 和 NO_2 水平也比长距离传输的沙尘天气低。因此，这或许正是本研究的独特之处，能够揭示沙尘颗粒物的健康影响和毒性作用的特点。

4.2.2.4　沙尘颗粒物浓度与呼吸系统疾病日门诊的关系

我们在甘肃省武威市关于沙尘天气 $PM_{2.5}$、PM_{10} 对居民呼吸系统多种疾病发病和患病影响的研究发现，沙尘天气 $PM_{2.5}$、PM_{10} 对呼吸系统疾病日门诊人数存在正相关影响且具有滞后一定时间的特征；男性、女性呼吸系统疾病在不同 $PM_{2.5}$、

PM_{10} 浓度水平下不同疾病的门诊 RR_L 随性别而略有不同,但总的趋势均是随着 $PM_{2.5}$、PM_{10} 浓度水平的增高,各种疾病门诊 RR_L 也随之增高,表现出了一定的剂量—反应关系(图 4-5～图 4-8)。

　　由于研究期间正是该地沙尘天气高发季节,PM_{10} 和 $PM_{2.5}$ 的浓度大小与沙尘天气的发生直接相关,所以不同沙尘天气水平的颗粒物浓度对呼吸系统健康的影响在一定程度上可反映不同沙尘天气的健康危害。我们的研究也发现,沙尘天气颗粒物 PM_{10} 和 $PM_{2.5}$ 可引起暴露居民多种呼吸疾病(气管炎、上呼吸道感染、肺炎、COPD)门诊人数增加。基于此,为了研究沙尘颗粒物浓度与呼吸系统疾病之间的剂量—反应关系,我们根据空气质量标准以及当地发生沙尘天气时颗粒物浓度水平,分别将 $PM_{2.5}$ 和 PM_{10} 分为 4 个浓度水平,相对应于 4 种天气,并根据在不同天气下流行病学研究获得的不同呼吸系统疾病日门诊相对危险度(RR_L)与相对应的沙尘颗粒物浓度作图(图 4-5～图 4-8)。

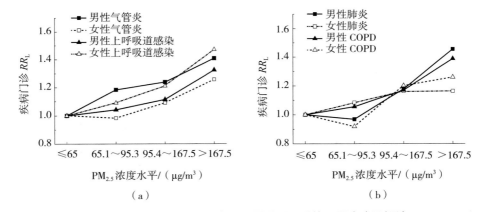

图 4-5　沙尘天气不同 $PM_{2.5}$ 水平下居民呼吸系统不同疾病日门诊 RR_L

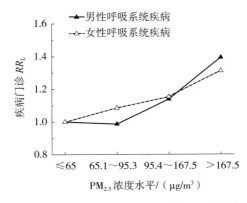

图 4-6　沙尘天气不同 $PM_{2.5}$ 水平下居民总呼吸系统疾病门诊 RR_L

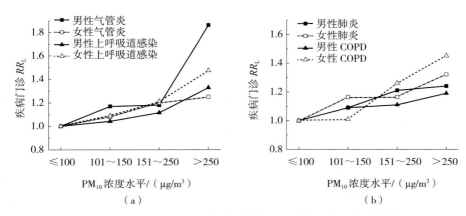

图 4-7 沙尘天气不同 PM$_{10}$ 水平下居民呼吸系统不同疾病日门诊 RR_L

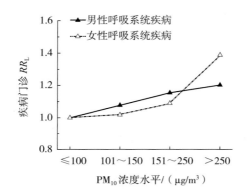

图 4-8 沙尘天气不同 PM$_{10}$ 水平下居民总呼吸系统疾病日门诊 RR_L

（1）PM$_{2.5}$ 浓度水平与天气类别

按照本研究期间武威市沙尘颗粒物浓度分布情况，将该市空气 PM$_{2.5}$ 浓度分为4 个水平类别：

①≤65 μg/m^3，依据美国 EPA 1997 年空气质量标准，本研究定义为清洁天；

② 65.1～95.3 μg/m^3，高于美国 EPA 空气质量标准的非沙尘天气，本研究定义为轻度污染天；

③ 95.4～167.5 μg/m^3，浮尘或扬沙天气 PM$_{2.5}$ 水平，风速小于 4 级定义为浮尘，而风速大于 4 级定义为扬沙天气；

④＞167.5 μg/m^3，沙尘暴时 PM$_{2.5}$ 水平，本研究定义为沙尘暴天气。

（2）PM$_{10}$ 浓度水平与天气类别

按照研究期间武威市在不同强度沙尘天气时 PM$_{10}$ 浓度分布情况，本研究将该市空气 PM$_{10}$ 浓度分为 4 个水平类别：

①≤100 μg/m^3，非沙尘天气 PM_{10} 水平，本研究定义为清洁天；

② 101～150 μg/m^3，非沙尘天气 PM_{10} 水平，本研究定义为轻度污染天；

③ 151～250 μg/m^3，浮尘或扬沙天气 PM_{10} 水平，风速小于 4 级定义为浮尘，而风速大于 4 级定义为扬沙天气；

④＞250 μg/m^3，沙尘暴时 PM_{10} 水平，本研究定义为沙尘暴天气。

（3）研究沙尘颗粒物健康效应的科学意义

在各种大气污染物中，颗粒物，特别是细颗粒物，已被公认为对人体健康危害最大且代表性最强的大气污染物。WHO、美国 EPA、欧盟等诸多国际机构在评价大气污染的健康危害时均选择颗粒物作为代表性大气污染物。

长期以来，大量流行病学研究发现，大气颗粒物尤其是细颗粒物浓度的增高与心肺疾病的超额发病率、死亡率相关，特别是在原先患有呼吸、心脑血管疾病的人群及身体状况不佳的老年人中。国外的一些研究发现，当大气中 $PM_{2.5}$ 浓度增加 10 μg/m^3 时，暴露人群的总死亡率上升，并发现肺炎、心脏病及其他一些疾病的死亡率上升的效应随着暴露时间的延长而增强。国内一项研究发现，空气中 $PM_{2.5}$ 与儿童呼吸系统患病发生率呈线性正相关，其影响比 SO_2、NO_x 更严重。但是，这些研究都是针对发达地区城市大气的污染情况，其 $PM_{2.5}$ 主要源于交通和工业污染，对于自然源的 $PM_{2.5}$，尤其是沙尘暴所引起 $PM_{2.5}$ 短期内骤然增加，对呼吸系统健康的影响还未见报道，本研究填补了这方面的空缺。然而，对于那些输送距离远、途经工业污染严重地区的沙尘天气，其中的颗粒物如 $PM_{2.5}$ 的浓度和吸附的污染物会随迁移而增高，其毒性作用和健康危害可能与发达城市空气中工业污染颗粒物比较接近，对此尚待进一步研究。

4.2.3 沙尘天气对心脑血管疾病日门诊人数的影响

目前认为大气颗粒物主要通过造成血管功能障碍、凝血功能异常、促进动脉粥样硬化形成、氧化应激和炎性反应等对心血管系统健康产生损害。我们的研究发现，沙尘天气可引起暴露居民的多种心脑血管疾病（风湿性心脏病、高血压、缺血性心血管疾病、心律失常、充血性心力衰竭）日门诊人数增加，且这种健康危害具有滞后效应的特征。同时，我们的研究也证明，沙尘 $PM_{2.5}$、PM_{10} 是沙尘天气健康危害的主要因子；沙尘 $PM_{2.5}$、PM_{10} 浓度与心脑血管疾病门诊相对危险度（RR）

存在一定的剂量—反应关系，暴露居民心脑血管多种疾病日门诊相对危险度（RR）随沙尘天气的强度增大而增大，由低到高依次为正常清洁天＜轻度污染天＜扬沙天气＜沙尘暴天气。在此，将对这些结论的研究或获得过程做如下论述。

4.2.3.1 沙尘天气对心脑血管疾病日门诊总人数的影响

（1）心脑血管疾病日门诊人数的频数分布

与呼吸系统疾病相似，在 2014 年和 2015 年研究期间沙尘天气对心脑血管疾病日门诊人数也有显著影响，且也表现为滞后效应，但不同性别、不同年份所受影响的程度不同。表 4-10 列出了 2004 年和 2005 年每年 3 月—5 月，武威市所有大中型医院（7 所）心脑血管疾病每日门诊人数的基本情况。在本研究中观察到的心脑血管疾病主要包括高血压及相关疾病，心律失常、心内膜炎、心包炎等，冠心病、冠状动脉缺血、心绞痛、心肌梗塞，脑血栓、动脉硬化以及心肌病、风湿性心脏病等。

表 4-10 2004 年和 2005 年（3—5 月）武威市大中型医院心脑血管疾病日门诊人数的频数分布

年份	性别	$\bar{x}$	s	Min	P_{25}	P_{50}	P_{75}	Max
2004	男	14.63	6.34	1	11	15	19	27
	女	15.93	6.82	1	10	17	21	31
2005	男	11.87	5.79	1	9	11	15	30
	女	16.32	7.68	1	11	15	21	40

注：表内数字为均数加减标准差（$\bar{x} \pm s$）；Min 代表最小值；Max 代表最大值；P_{25} 为 25% 分位数，P_{50} 为中位数，P_{75} 为 75% 分位数。

研究发现，沙尘天气的发生与居民心脑血管疾病日门诊 RR 值的增加有密切的关系，沙尘暴对心脑血管疾病日门诊人数增加的影响比扬沙天气更为严重。在扬沙天气和沙尘暴期间，多种心脑血管疾病患者去医院诊治，其中主要包括高血压及其相关疾病（占 26.7%），心律失常、心内膜炎、心包炎等（占 19.9%），冠心病、冠状动脉缺血、心绞痛、心肌梗塞等（占 19.5%），脑血栓、动脉硬化等（占 11.2%）以及心肌病、风湿性心脏病等（占 10.1%）。虽然这些疾病与沙尘天气颗粒物之间的关系还有待进一步研究，但从目前空气颗粒物与心脑血管疾病之间关系的已有报道中，也可以看出沙尘颗粒物浓度的增高是心脑血管病发生和加重的元凶。

（2）沙尘天气对心脑血管疾病影响的滞后效应

表 4-11 列出了研究期间扬沙天气和沙尘暴滞后第 0 天（即当天，Lag0）到滞后

第 6 天（Lag6）对所调查医院心脑血管疾病每日门诊总人数影响的 GAM 模型分析结果。以 2004 年的研究为例，男性心脑血管疾病每日门诊总人数 RR 值在扬沙天气滞后第 4 天 ［RR=1.45（95% CI=1.11～1.89）］和沙尘暴滞后第 2 天、第 3 天有统计学意义 ［RR 值分别是 1.54（95% CI=1.07～2.21）、1.77（95% CI=1.24～2.52）］，而女性门诊 RR 值在沙尘暴滞后第 3 天有统计学意义［RR=1.63（95% CI=1.02～2.61）］；2005 年男性门诊 RR 值在扬沙天气滞后第 2 天［RR=1.52（95% CI=1.18～1.97）］和沙尘暴滞后第 2 天、第 4 天有统计学意义［RR 值分别是 1.87（95% CI=1.12～3.11）、1.81（95% CI 1.23～2.66）］，而女性门诊 RR 值在扬沙天气滞后第 3 天［RR=1.29（95% CI=1.02～1.63）］及沙尘暴滞后第 4 天有统计学意义［RR=1.53（95% CI=1.07～2.19）］。

4.2.3.2　沙尘天气对心脑血管不同疾病日门诊人数的影响

（1）沙尘天气污染物对心脑血管疾病日门诊人数的影响

我们的研究发现，沙尘天气 $PM_{2.5}$、SO_2、NO_2 与男性、女性心脑血管疾病日门诊人数有正向联系且均有统计学意义（图 4-9、图 4-10、表 4-12）。例如，2004 年 3—5 月本项目对武威市沙尘天气与心脑血管疾病关系的研究表明：

①总心脑血管疾病。

$PM_{2.5}$ 与男性、女性总心脑血管疾病日门诊人数均在沙尘天气滞后 3 d 的联系有统计学意义；

PM_{10} 与男性、女性总心脑血管疾病日门诊人数均在沙尘天气滞后 2 d 的联系有统计学意义；

NO_2 与男性、女性总心脑血管疾病日门诊人数均在沙尘天气滞后 2 d 的联系有统计学意义；

SO_2 与男性、女性总心脑血管疾病日门诊人数分别在沙尘天气滞后 3 d 和 5 d 的联系有统计学意义。

②风湿性心脏病。

$PM_{2.5}$（Lag0）、PM_{10}（Lag3）、SO_2（Lag5）对男性风湿性心脏病日门诊人数的影响有统计学意义；

$PM_{2.5}$（Lag1）、PM_{10}（Lag4）、NO_2（Lag2）、SO_2（Lag1）对女性风湿性心脏病日门诊人数的影响有统计学意义。

表4-11 2004年和2005年（3—5月）沙尘天气对武威市大中型医院心脑血管疾病日门诊总人数影响的GAM分析结果

年份	沙尘天气	性别	RR（95% CI）						
			Lag0	Lag1	Lag2	Lag3	Lag4	Lag5	Lag6
2004	扬沙	男	0.86（0.64~1.15）	0.85（0.67~1.07）	0.93（0.75~1.16）	1.04（0.78~1.40）	1.45（1.11~1.89）*	1.25（0.97~1.61）	1.12（0.87~1.44）
		女	0.94（0.56~1.58）	0.98（0.67~1.43）	0.93（0.64~1.35）	0.9（0.64~1.27）	1.03（0.73~1.46）	1.01（0.72~1.41）	0.99（0.71~1.39）
	沙尘暴	男	1.02（0.73~1.42）	1.51（0.98~2.32）	1.54（1.07~2.21）*	1.77（1.24~2.52）*	1.10（0.80~1.51）	1.14（0.69~1.89）	1.24（0.89~1.72）
		女	1.17（0.65~2.10）	1.28（0.71~2.30）	1.3（0.88~1.92）	1.63（1.02~2.61）*	1.13（0.59~2.16）	1.06（0.52~2.15）	1.24（0.59~2.62）
2005	扬沙	男	0.88（0.64~1.20）	1.02（0.79~1.31）	1.52（1.18~1.97）*	1.13（0.82~1.55）	1.01（0.71~1.43）	0.89（0.65~1.22）	1.01（0.76~1.33）
		女	0.97（0.73~1.29）	1.20（0.93~1.54）	0.88（0.67~1.16）	1.29（1.02~1.63）*	0.78（0.62~0.98）	1.20（0.93~1.55）	1.07（0.73~1.57）
	沙尘暴	男	1.00（0.65~1.53）	1.01（0.62~1.65）	1.87（1.12~3.11）*	1.12（0.74~1.70）	1.81（1.23~2.66）*	1.29（0.87~1.92）	0.80（0.47~1.35）
		女	1.04（0.62~1.74）	1.21（0.74~1.98）	1.27（0.86~1.87）	1.26（0.88~1.80）	1.53（1.07~2.19）*	1.02（0.65~1.59）	1.40（0.95~2.06）

注：Lag0~Lag6分别代表沙尘天气滞后天数；*p≤0.05。

③高血压。

$PM_{2.5}$ 与男性高血压日门诊人数沙尘天气滞后 1 d 的联系有统计学意义；

PM_{10} 与男性、女性高血压日门诊人数均在沙尘天气滞后 2 d 的联系有统计学意义。

④缺血性心血管疾病。

$PM_{2.5}$（Lag1）、PM_{10}（Lag2）、NO_2（Lag2）、SO_2（Lag3、Lag5）对男性缺血性心血管疾病日门诊人数的影响有统计学意义；

$PM_{2.5}$（Lag5）、PM_{10}（Lag4）对女性缺血性心血管疾病日门诊人数的影响有统计学意义。

⑤心律失常。

$PM_{2.5}$（Lag3）、PM_{10}（Lag4）、NO_2（Lag2）对男性心律失常日门诊人数的影响有统计学意义；

对女性心律失常日门诊人数的影响在沙尘天气滞后 5 d 有统计学意义。

⑥充血性心力衰竭。

$PM_{2.5}$ 在沙尘天气滞后 5 d 和 2 d 分别对男性和女性充血性心力衰竭日门诊人数的影响有统计学意义；

PM_{10} 在沙尘天气滞后 5 d 和 1 d 分别对男性和女性充血性心力衰竭日门诊人数的影响有统计学意义。

表 4-12　2004 年 3—5 月武威市 7 所大中型医院心脑血管疾病日门诊人数的频数分布

疾病	性别	$\bar{x}$	s	Min	P_{25}	P_{50}	P_{75}	Max
风湿性心脏病	男	1.9	1.48	0	1	2	2	6
	女	3.02	2.49	0	1	3	4	14
高血压	男	3.48	2.18	0	2	3	5	9
	女	4.44	3.02	0	2	4	6	16
缺血性心血管疾病	男	3.12	2.39	0	1	3	4	12
	女	3.22	2.33	0	1	3	5	10
心律失常	男	2.48	2.26	0	1	2	4	9
	女	2.25	2.09	0	1	2	3	11
充血性心力衰竭	男	1.53	1.39	0	0.25	1	2	6
	女	1.1	1.41	0	0	1	2	7
合计	男	14.63	6.34	1	11	15	19	27
	女	15.93	6.82	1	10	17	21	31

注：表内数字为均数加减标准差（$\bar{x} \pm s$）；Min 代表最小值；Max 代表最大值；P_{25} 为 25% 分位数，P_{50} 为中位数，P_{75} 为 75% 分位数。

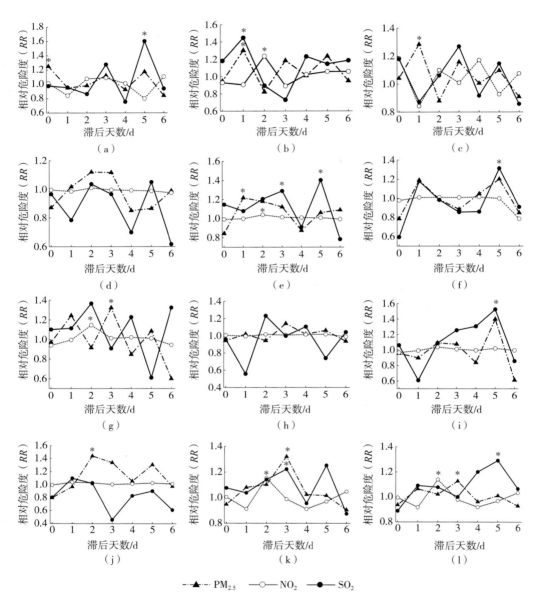

图 4-9　沙尘天气 $PM_{2.5}$、SO_2、NO_2 对心脑血管不同疾病日门诊 RR 值的单污染模型分析
（a）男性风湿性心脏病；（b）女性风湿性心脏病；（c）男性高血压；（d）女性高血压；（e）男性缺血性心血管病；（f）女性缺血性心血管疾病；（g）男性心律失常；（h）女性心律失常；（i）男性充血性心力衰竭；（j）女性充血性心力衰竭；（k）男性总心脑血管疾病；（l）女性总心脑血管疾病。$*p \leqslant 0.05$。

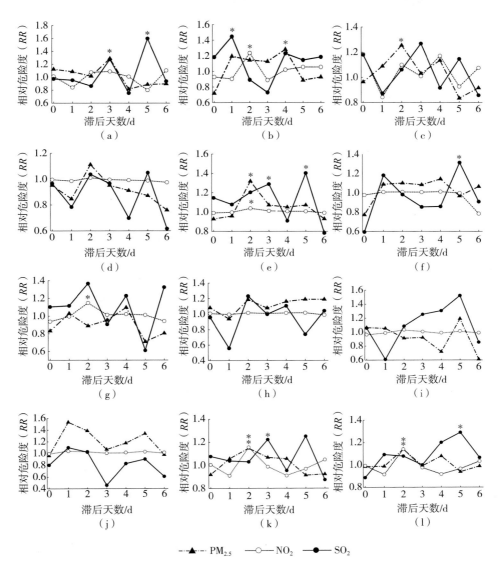

图 4-10 沙尘天气 PM$_{10}$、SO$_2$、NO$_2$ 对心脑血管系统不同疾病日门诊 *RR* 值的单污染模型分析
（a）男性风湿性心脏病；（b）女性风湿性心脏病；（c）男性高血压；（d）女性高血压；（e）男性缺血性心血管疾病；（f）女性缺血性心血管疾病；（g）男性心律失常；（h）女性心律失常；（i）男性充血性心力衰竭；（j）女性充血性心力衰竭；（k）男性总心脑血管疾病；（l）女性总心脑血管疾病。*p≤0.05。

（2）沙尘天气不同污染物联合作用对心脑血管疾病日门诊人数的影响

沙尘天气的污染是复杂的多种污染物同时存在的复合污染，它们之间不可避免地会在化学上和毒性作用上发生交互影响，因此只研究单一污染物对健康的影响是不够的。为了揭示沙尘天气复合污染对健康发生的影响，在我们的研究中分别将沙尘天气 $PM_{2.5}$、PM_{10} 与 SO_2 和（或）NO_2 引入 GAM 方程进行双污染和多污染模型分析，研究某种污染物对心脑血管疾病日门诊人数的影响，在引入其他污染物后是否发生变化；或者说，采用双污染和多污染模型分析来研究沙尘天气污染物的复合污染对心脑血管疾病日门诊人数的影响。有关双污染和多污染模型分析的设计参见本章 4.2.2.3 节"（3）两种或 3 种污染物联合作用对呼吸系统疾病日门诊的影响：模型拟合设计"。

研究结果如图 4-11 和图 4-12 所示，限于篇幅，在此未对不同疾病的研究结果进一步分析，而仅对男性、女性心脑血管疾病总门诊人数的研究结果［图 4-11（k）（l）、图 4-12（k）（l）］分析如下：

①双污染和多污染模型分析中，引入 SO_2 和（或）NO_2 后，$PM_{2.5}$ 对男性、女性心脑血管疾病总门诊人数的影响均有所下降，但仍有统计学意义［图 4-11（k）（l）］；与 $PM_{2.5}$ 类似，在调整了 SO_2 和（或）NO_2 后，PM_{10} 对男性、女性心脑血管疾病总门诊人数的影响均有所下降，但仍有统计学意义［图 4-12（k）（l）］。

②双污染和多污染模型分析中，对于男性门诊人数，在引入 NO_2 与 $PM_{2.5}/NO_2$ 之后，SO_2 的影响仍具有统计学意义［图 4-11（k）］。

③双污染和多污染模型分析中，对于男性门诊人数，在引入 SO_2 与 $PM_{2.5}/SO_2$ 之后，NO_2 的影响具有统计学意义；而在双污染模型分析中，引入 $PM_{2.5}/SO_2$ 之后，NO_2 的影响无统计学意义［图 4-11（k）］。

④双污染和多污染模型分析中，对于女性门诊人数，在引入其他污染物后，SO_2 和 NO_2 均变得无统计学意义［图 4-11（l）］。

值得注意的是，对 PM_{10} 参与的双污染和多污染模型分析结果可知，在引入其他污染物后，SO_2 和 NO_2 变得无统计学意义［图 4-12（k）（l）］，说明这两种气体污染物在沙尘天气健康负面影响中的作用较小，这与武威市作为沙尘天气源区或近源区，SO_2 和 NO_2 在沙尘天气中的浓度较低有关。

然而，从图 4-11 也可以看到，在一定情况下，虽然在沙尘天气源区或近源区的武威市，空气 SO_2 和 NO_2 污染并不严重，但对呼吸系统日门诊人数仍然有显著影响。对于这一分析结果，我们认为由于沙尘天气颗粒物浓度急剧增高，而颗粒物可能对 SO_2 和 NO_2 的毒性作用有协同作用，导致这两种气体污染物，特别是 SO_2 的健康毒害效应增加的缘故，对此尚待进一步研究。

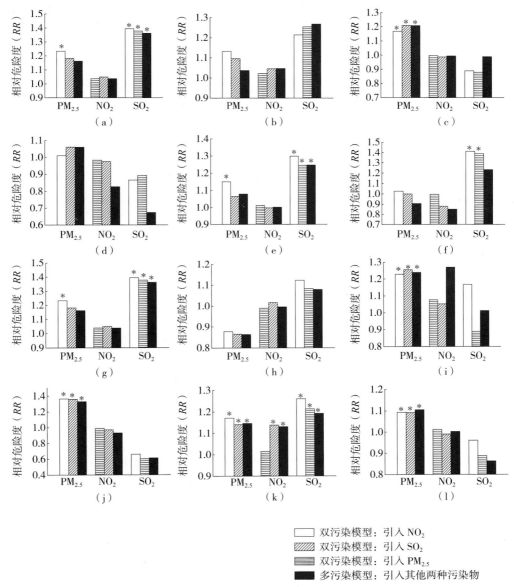

图 4-11 沙尘天气 $PM_{2.5}$、SO_2、NO_2 对心脑血管疾病不同
疾病日门诊 *RR* 值的双污染、多污染模型分析

（a）男性风湿性心脏病；（b）女性风湿性心脏病；（c）男性高血压；（d）女性高血压；（e）男性缺血性心血管疾病；（f）女性缺血性心血管疾病；（g）男性心律失常；（h）女性心律失常；（i）男性充血性心力衰竭；（j）女性充血性心力衰竭；（k）男性总心脑血管疾病；（l）女性总心脑血管疾病。*$p \leqslant 0.05$。

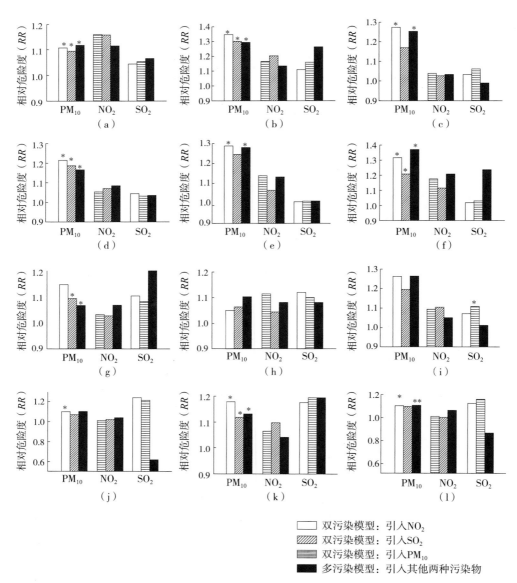

图 4-12　PM_{10}、SO_2、NO_2 对心脑血管不同疾病日门诊 RR 值的双污染、多污染模型分析
（a）男性风湿性心脏病；（b）女性风湿性心脏病；（c）男性高血压；（d）女性高血压；（e）男性缺血性心血管疾病；（f）女性缺血性心血管疾病；（g）男性心律失常；（h）女性心律失常；（i）男性充血性心力衰竭；（j）女性充血性心力衰竭；（k）男性总心脑血管疾病；（l）女性总心脑血管疾病。*$p<0.05$。

4.2.3.3 沙尘颗粒物与心脑血管疾病之间的剂量—效应关系

我们在甘肃省武威市研究了沙尘天气 $PM_{2.5}$、PM_{10} 对居民心脑血管多种常见疾病发生的影响，结果发现沙尘天气 $PM_{2.5}$、PM_{10} 对心脑血管疾病日门诊人数存在正相关影响且具有滞后一定时间的特征。男性、女性心脑血管疾病在不同 $PM_{2.5}$、PM_{10} 浓度水平下门诊 RR 值的变化表明，颗粒物对心脑血管疾病的影响与呼吸系统疾病类似，也为随着 $PM_{2.5}$、PM_{10} 浓度水平的增大，各种疾病门诊 RR_L 也随之增高，表现出了一定的剂量—效应关系（图 4-13～图 4-16）。

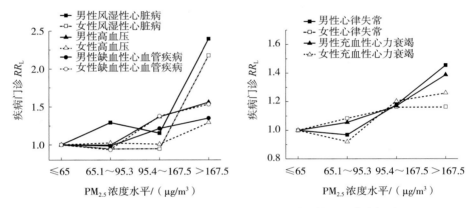

图 4-13 沙尘天气 $PM_{2.5}$ 不同水平下居民心脑血管不同疾病门诊 RR_L

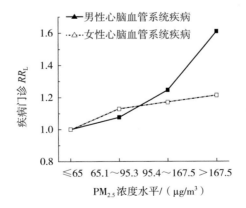

图 4-14 沙尘天气 $PM_{2.5}$ 不同水平下居民总心血管疾病门诊 RR_L

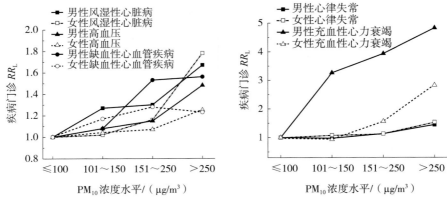

图 4-15　沙尘天气 PM_{10} 不同水平下居民心脑血管不同疾病门诊 RR_L

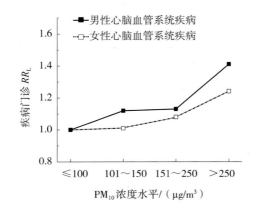

图 4-16　沙尘天气 PM_{10} 不同水平下居民总心脑血管疾病门诊 RR_L

4.2.3.4　空气颗粒物研究对沙尘健康研究的启迪

国内外环境流行病学研究证明，在环境污染物中，空气颗粒物 $PM_{2.5}$、PM_{10} 是对多种疾病产生影响的主要因子。美国一项为期 16 年（1982—1998 年）的研究显示，空气 $PM_{2.5}$ 平均浓度每增加 10 $\mu g/m^3$，年总死亡率、心肺疾病死亡率和肺癌的死亡率分别增加 4%、6% 和 8%，而其中缺血性心脏病的相对危险度（RR）增加最大（Pope et al.，2004）。有研究报道，在加拿大多伦多，空气 $PM_{2.5}$ 每上升 1.0 $\mu g/m^3$，因呼吸系统及心脑血管疾病入院人数会增加 3.3%；每上升 10 $\mu g/m^3$，心律失常的入院人数会增加 4.33%；每上升 3.0 $\mu g/m^3$，缺血性心脏病和心力衰竭的入院人数分别会增加 5.73% 和 4.70%（Burnett et al.，1999）。在墨西哥城的一项流行病学调查发现，当地 $PM_{2.5}$ 日平均浓度每上升 10 $\mu g/m^3$ 会引起老年人心率可变性（HRV）高频部分明显下降（5%），患高血压者下降幅度更大（7.1%）（Holguin et al.，2003）。有关研究证明，$PM_{2.5}$ 可以通过氧化损伤途径致血管内皮细胞死亡，引起血管重塑，使血管变得僵硬，压力负荷增加，血压升高，导致心脑血管疾病的发生。短期的 $PM_{2.5}$ 暴露会引起健康者心率变异性的减低。心率变异性是反映心脏自主神经张力的最敏感指标，它的减少与严重心律失常事件及心脏病猝死等密切相关，可视为心肌自主功能紊乱的一个参考指标。这些空气颗粒物流行病学和环境毒理学研究成果为阐明沙尘天气颗粒物 $PM_{2.5}$、PM_{10} 健康损伤及其毒性作用机理提供了科学借鉴。

4.3 沙尘天气对医院日住院人数的影响

关于沙尘天气特别是沙尘暴对医院住院人数影响的大样本研究报道很少。为此，本节主要介绍我们在甘肃省武威市于 2004 年、2005 年对该市的所有大中型医院（共 7 所）进行研究的结果。

4.3.1 沙尘天气对不同系统疾病日入院人数的影响

调查期内武威市 7 所大中型医院住院人数（以每日登记的入院人数统计）为 6 573 人（表 4-13），其中男性 3 280 人，女性 3 293 人，男女性比例为 1∶1.004。各类疾病住院人数及其占比见表 4-13。

表 4-13　武威市 7 所大中型医院住院人数统计（2004.3.1—5.31）

编号	疾病分类	住院人数 / 人			各病比例 / %
		男	女	合计	
①	传染病和寄生虫病	148	82	230	3.50
②	肿瘤	365	436	801	12.19
③	血液和造血器官疾病	39	55	94	1.43
④	精神障碍和神经系统疾病	126	89	215	3.27
⑤	眼耳疾病	42	28	70	1.06
⑥	循环系统疾病	329	233	562	8.55
⑦	呼吸系统疾病	466	301	767	11.67
⑧	消化系统疾病	648	483	1 131	17.21
⑨	其他	1 117	1 586	2 703	41.12
	总计	3 280	3 293	6 573	100

由于住院人数较少，故对住院人数未做性别区分，分析结果如下（表 4-14）：

①沙尘天气对心脑血管疾病住院人数影响的 R^2=0.51，患病相对危险度（RR）在扬沙滞后第 3 天（P=0.044，γ=0.544）、沙尘暴滞后第 3 天（P=0.003，γ=0.686）显著上升[①]。

②沙尘天气对呼吸系统疾病住院人数影响的 R^2=0.54，患病相对危险度（RR）在扬沙滞后第 2 天（P=0.000，γ=0.651）、第 3 天（P=0.037，γ=0.572）以及沙尘暴滞后第 3 天（P=0.024，γ=0.641）显著上升。

③沙尘天气对消化系统疾病住院人数影响的 R^2=0.28，患病相对危险度（RR）在扬沙滞后第 4 天（P=0.019，γ=0.288）和沙尘暴滞后第 4 天（P=0.013，γ=0.595）显著上升。

表 4-14　沙尘天气对心脑血管、呼吸系统、消化系统疾病住院人数影响分析

天气状况	滞后天数 /d	循环系统疾病			呼吸系统疾病			消化系统疾病		
		γ	P	R^2	γ	P	R^2	γ	P	R^2
浮尘	Lag1	−0.09	0.222		0.323	0.124		−0.088	0.358	
	Lag2	−0.337	0.185		0.282	0.341		0.013	0.246	
	Lag3	0.147	0.578		0.043	0.998		−0.389	0.842	
	Lag4	0.412	0.065		−0.151	1.007		0.234	0.293	
扬沙	Lag1	−0.102	0.108		0.028	0.094		−0.211	0.775	
	Lag2	0.232	0.176	0.51	0.651	0.000*	0.54	0.311	0.079	0.28
	Lag3	0.544	0.044*		0.572	0.037*		−0.066	0.185	
	Lag4	0.468	0.082		0.091	0.767		0.288	0.019*	
沙尘暴	Lag1	0.377	0.061		0.17	0.103		0.017	0.204	
	Lag2	0.435	0.263		0.043	0.882		0.235	0.063	
	Lag3	0.686	0.003*		0.641	0.024*		−0.321	0.147	
	Lag4	−0.016	0.325		0.035	0.276		0.595	0.033*	

注：R^2 为线性回归的决定系数，值越大表示对数据的拟合性越好；γ 为出现沙尘天气时患病相对危险度的增加倍数；*p≤0.05 表示差异显著（具统计学意义）。

---

① R^2：线性回归的决定系数（coefficient of determination），也称判定系数，又称拟合优度。拟合优度越大，自变量对因变量的解释程度越高，自变量引起的变动占总变动的百分比越高。观察点在回归直线附近越密集。R^2 的值越接近 1，说明回归直线对观测值的拟合程度越好；反之，R^2 的值越小，说明回归直线对观测值的拟合程度越差。R^2 取值范围：0～1。

4.3.2 沙尘天气对呼吸系统疾病日入院人数的影响

本研究应用 GAM 模型分析了武威市 1995—2003 年各年沙尘天气与全市所有大中型医院呼吸系统疾病日入院总人数之间的联系，求出各年的 *RR* 值，并应用 Meta- 分析得出沙尘天气对呼吸系统疾病日入院人数的综合效应（即合并效应量 *RR+* ）。在本项研究之前，沙尘天气对人群健康影响的流行病学研究文献报道很少，有关沙尘暴对大样本人群呼吸系统疾病入院人数影响的研究报道更少。有文献报道，韩国首尔沙尘天气和我国台北沙尘天气与呼吸系统疾病死亡率之间有联系，且表现为滞后效应，但两地沙尘天气颗粒物浓度均相当于武威市浮尘天气水平。武威市发生沙尘暴期间，PM_{10} 日均值一般大于 300 μg/m³，瞬时值甚至达到 3 400 μg/m³，远高于首尔和台北沙尘天气的 PM_{10} 浓度。然而，研究沙尘天气特别是沙尘暴如此高浓度的大气颗粒物对人群呼吸系统健康的影响是非常重要的，本研究正是填补了这方面研究的空白。

4.3.2.1 沙尘天气对呼吸系统疾病日入院总人数的影响

在我国西北干旱地区沙尘暴发生频繁，是亚洲沙尘天气（ADS）主要的发生源地之一，对当地居民的身体健康尤其是呼吸系统健康造成了严重的威胁。本节以甘肃省武威市、民勤县为例分别介绍 9 年（武威市）或 10 年（民勤县）中沙尘天气对呼吸系统疾病日入院人数的影响。研究方法主要采用 GAM 模型，分析每年沙尘天气（分为浮尘、扬沙和沙尘暴）对居民呼吸系统疾病日入院人数的影响。然后，运用 Meta- 分析对各年的 GAM 模型拟合结果进行效应量合并，从而得到沙尘天气对呼吸系统疾病日入院人数影响的综合效应。

（1）呼吸系统疾病日入院情况概述

为了研究武威市 9 年（1995—2003 年）中沙尘天气对当地居民呼吸系统疾病日入院人数的影响，首先要对武威市的天气状况进行分析研究。表 4-15 为武威市 9 年中春季沙尘天气发生频数资料。从表中可知，1995—2003 年每年 3—5 月累计发生沙尘天气 343 天，其中沙尘暴达 20 天，占 1995—2003 年沙尘暴全年累计发生天数的 90.9%。

表 4-15　1995—2003 年每年 3—5 月武威市沙尘天气发生频数

年份	沙尘暴	扬沙	浮尘	总和
1995	0	12	13	25
1996	2	11	28	41
1997	0	4	4	8
1998	2	20	46	68
1999	3	16	21	40
2000	4	11	24	39
2001	5	17	34	56
2002	4	12	29	45
2003	0	10	11	21
总和	20	113	210	343
所占全年比例 /%	90.9	64.2	63.4	65.1

研究期间武威市呼吸系统疾病累计入院数 6 292 人次，其中主要为各种肺炎（40.08%）、上呼吸道感染性疾病（14.78%）、急慢性支气管炎（12.67%）以及各类鼻、咽、喉、气管等非感染性疾病（12.65%），共占入院总人数的 80.18%（表 4-16）。

表 4-16　1995—2003 年每年 3—5 月武威市呼吸系统疾病日入院情况

年份	天数	$\bar{x} \pm s$	范围	P_{25}	P_{50}	P_{75}
1995	92	9.36 ± 3.73	1～21	7.0	10.0	11.0
1996	92	5.14 ± 2.73	0～14	3.0	5.0	7.0
1997	92	5.30 ± 2.31	1～14	4.0	5.0	7.0
1998	92	4.52 ± 2.44	0～12	3.0	4.5	6.0
1999	92	5.05 ± 2.50	0～12	3.0	5.0	7.0
2000	92	5.18 ± 2.57	0～13	3.0	5.0	7.0
2001	92	7.63 ± 3.58	0～17	5.0	7.0	9.5
2002	92	8.39 ± 3.60	1～17	6.0	9.0	12.0
2003	92	12.27 ± 4.42	3～24	9.0	12.0	15.5

注：表内数字为均数加减标准差（$\bar{x} \pm s$）；Min 代表最小值；Max 代表最大值；P_{25} 为 25% 分位数，P_{50} 为中位数，P_{75} 为 75% 分位数。

（2）沙尘天气与非沙尘天气气象因子比较

表 4-17 中指出，与非沙尘天气相比，日最小能见度在沙尘暴、扬沙、浮尘天

气下均有显著降低（$p<0.001$），而大气压在不同天气下均无显著变化；水汽压、相对湿度在沙尘暴和浮尘天气下有显著降低（$p<0.05$），而气温只在沙尘暴天气下有显著降低（$p<0.05$）。由于气象因子对于日入院人数可能有影响，且关系并非一定为直线关系，所以在进行 GAM 分析时采用赤池信息（Akaike Information Criterion，AIC）准则选择有关气象因子并采用非参数平滑样条函数对其进行处理，以排除气象因子的干扰。

表 4-17 1995—2003 年武威市沙尘天气与非沙尘天气气象因子比较

气象因子	沙尘暴	扬沙	浮尘	非沙尘天气
日均气温 /℃	9.18（4.69）*	9.64（6.17）	9.80（6.93）	10.51（6.70）
日均气压 /hPa	843.49（4.42）	845.57（5.26）	845.60（5.11）	845.81（4.32）
日均水汽压 /hPa	4.21（1.95）*	5.05（2.39）	4.81（2.48）*	5.39（2.61）
日均相对湿度 /%	37.15（12.99）*	41.87（13.43）	38.98（11.61）**	43.26（15.87）
日最小能见度 /m	3.86（3.86）***	8.00（4.85）***	8.28（3.19）***	21.68（10.68）

注：统计值采用 $\bar{x}$（s）的形式；与非沙尘天气相比，t 检验，*$p\leqslant0.05$，**$p\leqslant0.01$，***$p\leqslant0.001$。

（3）GAM 模型拟合和 Meta- 分析

对武威市 9 年中每年沙尘天气与呼吸系统疾病日入院人数的关系进行 GAM 模型分析（表 4-18），而后再采用 Meta- 分析方法对各年 GAM 拟合结果进行合并分析，即效应量合并分析，从而探讨不同沙尘天气对呼吸系统疾病发生的共同规律。

① GAM 拟合。

关于 GAM 模型分析，我们首先考虑到各年之间存在着差异且为非连续序列，分别对各年建立回归模型；其次，将日入院人数作为一个时间序列进行研究，在分析中排除了其长期趋势以及日历效应的影响；再次，由于气象因子对于日入院人数的影响显著，且关系并非一定为直线关系，所以采用非参数平滑样条函数来处理以排除气象因子的干扰；最后，为了研究不同沙尘天气对呼吸系统疾病日入院人数的影响，我们将沙尘天气作为分类变量引入方程以分析不同沙尘天气对日入院人数的影响。

表4-18 1995～2003年每年3—5月沙尘天气对武威市呼吸系统疾病日入院人数影响的GAM分析结果

年份	沙尘天气	RR（95% CI）						
		Lag0	Lag1	Lag2	Lag3	Lag4	Lag5	Lag6
1995	沙尘暴	—	—	—	—	—	—	—
	扬沙	0.80（0.57～1.14）	1.11（0.89～1.39）	0.76（0.55～1.02）	1.08（0.84～1.39）	1.32（1.05～1.65）*	0.92（0.73～1.15）	1.40（1.11～1.79）*
	浮尘	1.26（0.9～1.75）	0.75（0.52～1.08）	0.81（0.57～1.15）	1.03（0.76～1.4）	1.19（0.8～1.73）	0.87（0.59～1.28）	1.11（0.79～1.54）
1996	沙尘暴	0.81（0.33～1.97）	0.72（0.31～1.68）	1.46（0.5～4.31）	2.03（0.87～4.76）	1.40（0.59～3.29）	1.75（0.7～4.44）	1.32（0.59～3.00）
	扬沙	0.94（0.62～1.45）	1.21（0.78～1.88）	0.83（0.5～1.36）	0.74（0.46～1.2）	0.96（0.6～1.54）	0.97（0.58～1.62）	1.25（0.74～2.12）
	浮尘	0.86（0.64～1.16）	1.31（0.93～1.82）	0.93（0.68～1.28）	1.05（0.7～1.57）	0.95（0.63～1.42）	0.76（0.53～1.08）	1.35（0.98～1.86）
1997	沙尘暴	—	—	—	—	—	—	—
	扬沙	1.73（1.11～2.69）*	0.79（0.47～1.31）	1.07（0.61～1.92）	1.36（0.84～2.23）	0.80（0.48～1.35）	0.90（0.53～1.51）	1.00（0.63～1.58）
	浮尘	0.72（0.41～1.27）	0.73（0.39～1.34）	2.41（1.25～4.66）*	0.73（0.39～1.38）	0.87（0.48～1.55）	1.22（0.65～2.27）	0.64（0.36～1.14）
1998	沙尘暴	0.90（0.34～2.39）	1.14（0.95～2.56）	2.12（1.02～4.35）*	2.20（1.16～4.18）*	1.19（0.53～2.66）	1.79（1.04～3.1）*	1.11（0.36～3.35）
	扬沙	1.01（0.68～1.51）	0.99（0.66～1.48）	0.97（0.65～1.45）	0.76（0.53～1.06）	1.21（0.81～1.8）	0.89（0.53～1.49）	0.95（0.61～1.49）
	浮尘	0.78（0.55～1.11）	1.00（0.7～1.4）	0.93（0.57～1.05）	0.91（0.65～1.28）	1.54（1.15～2.05）*	1.16（0.8～1.67）	1.12（0.86～1.43）
1999	沙尘暴	0.76（0.33～1.72）	0.79（0.35～1.75）	0.79（0.35～1.75）	0.84（0.32～2.20）	1.52（0.68～3.39）	2.12（1.00～4.48）*	1.35（0.64～2.89）
	扬沙	1.23（0.73～2.1）	1.06（0.66～1.7）	1.15（0.75～1.75）	1.14（0.68～1.9）	0.79（0.48～1.28）	0.76（0.48～1.21）	0.95（0.61～1.49）
	浮尘	1.20（0.76～1.92）	1.26（0.82～1.93）	0.79（0.49～1.28）	0.93（0.61～1.4）	1.39（0.86～2.23）	0.99（0.67～1.46）	1.11（0.7～1.75）
2000	沙尘暴	1.39（0.71～2.75）	1.01（0.51～1.99）	1.01（0.51～1.99）	0.93（0.45～1.95）	1.34（0.66～2.75）	2.14（1.17～3.94）*	1.13（0.53～2.39）
	扬沙	0.87（0.54～1.39）	0.84（0.54～1.3）	1.43（0.91～2.23）	1.14（0.69～1.86）	0.90（0.56～1.48）	1.05（0.66～1.65）	1.13（0.71～1.77）
	浮尘	0.94（0.66～1.34）	1.32（0.94～1.86）	0.82（0.55～2.25）	0.81（0.57～1.17）	1.58（1.08～2.32）*	0.99（0.64～1.52）	0.97（0.64～1.45）

续表

年份	沙尘天气	RR（95% CI）						
		Lag0	Lag1	Lag2	Lag3	Lag4	Lag5	Lag6
2001	沙尘暴	1.43（0.85~2.41）	0.72（0.30~1.72）	0.72（0.3~1.72）	0.78（0.40~1.54）	1.23（0.65~2.34）	2.01（1.12~3.63）*	1.11（0.61~2.01）
	扬沙	1.19（0.83~1.72）	0.92（0.64~1.34）	0.93（0.66~1.31）	0.97（0.68~1.39）	1.40（0.96~2.05）	1.22（0.84~1.8）	1.26（0.9~1.77）
	浮尘	0.89（0.61~1.31）	1.27（0.87~1.86）	0.94（0.63~1.43）	1.02（0.68~1.52）	0.77（0.54~1.09）	0.91（0.63~1.32）	1.01（0.76~1.36）
2002	沙尘暴	1.42（0.91~2.23）	0.79（0.51~1.25）	1.09（0.7~1.7）	1.86（1.11~3.13）*	1.38（0.83~2.32）	1.20（0.36~1.95）	0.96（0.59~1.57）
	扬沙	0.84（0.59~1.2）	1.15（0.84~1.6）	1.17（0.83~1.67）	0.99（0.65~1.51）	0.96（0.66~1.4）	1.11（0.76~1.6）	0.98（0.68~1.39）
	浮尘	0.92（0.7~1.22）	1.03（0.78~1.36）	1.20（0.9~1.6）	1.17（0.9~1.52）	0.89（0.69~1.14）	0.86（0.68~1.08）	1.05（0.85~1.28）
2003	沙尘暴	—	—	—	—	—	—	—
	扬沙	0.92（0.65~1.32）	0.97（0.66~1.43）	1.01（0.71~1.42）	0.81（0.57~1.17）	0.80（0.57~1.14）	1.25（0.9~1.7）	1.03（0.68~1.55）
	浮尘	1.09（0.73~1.63）	0.96（0.61~1.51）	1.15（0.72~1.86）	0.96（0.57~0.62）	1.30（0.77~2.2）	0.84（0.51~1.39）	1.48（0.98~2.23）

注：—表示该年无此类天气；*p≤0.05 表示该天 RR 值有统计学意义。

在对 GAM 模型深入理解的基础上，本研究将 1995—2003 年每年 3—5 月不同沙尘天气对武威市呼吸系统疾病日入院人数影响的 GAM 模型分析结果总结于表 4-18。从表中可以看出，虽然各年的沙尘天气都表现出对呼吸系统疾病日入院人数有影响，且均表现为滞后效应，但不同年份、不同沙尘天气影响的程度不同。为了揭示不同沙尘天气对呼吸系统疾病发生的共同规律，还需要进行 Meta- 分析。

② Meta- 分析。

a. Meta- 分析的步骤

本研究采用 Meta- 分析方法，对上述各年的 GAM 拟合结果进行分析。其主要分析步骤：首先对各年的沙尘暴、扬沙、浮尘天气对日入院人数影响的 GAM 分析结果分别进行异质性检验，均表现具有同质性（$P>0.05$）。继之，本研究采用 Meta- 分析的固定效应模型分别对 3 种沙尘天气的 GAM 分析结果进行合并分析。然而，考虑到 1997 年扬沙天气滞后第 0 天和浮尘天气滞后第 2 天的 GAM 分析所获得的 RR 值远远超过其他年份相应的 RR 值，甚至超过沙尘暴的效应，这与实际情况不符。因此，根据 Meta- 分析的原则，在效应量合并分析中排除了 1997 年扬沙和浮尘天气的 GAM 分析结果。

b. Meta- 分析结果——沙尘天气影响的共同规律

Meta- 分析结果如图 4-17～图 4-19 所示。图 4-17 总结了沙尘暴发生后不同滞后天数的各年的 RR 值合并效应量（$RR+$）的变化[1]。沙尘暴发生当天（即滞后第 0 天）及滞后 2～6 d，$RR+$ 值均大于 1，其中滞后 3 d、4 d、5 d 中 $RR+$ 值有统计学意义，其 $RR+$ 值分别为 1.40（95% CI=1.06～1.86）、1.34（95% CI=1.01～1.77）、1.73（95% CI=1.35～2.23）。这些结果发现，在沙尘暴发生后的 6 d 中，沙尘暴对健康的危害存在复杂的时间—反应（或效应）关系。

图 4-18 与图 4-19 分别总结了扬沙天气与浮尘天气发生后不同滞后天数的各天 $RR+$ 值的变化。扬沙天气与浮尘天气对滞后各天 $RR+$ 值的影响趋势相似，均在滞后 1 d、4 d、6 d 的 $RR+$ 值大于 1，但只有滞后第 6 天 $RR+$ 值才有统计学意义。扬沙天气与浮尘天气滞后第 6 天的 $RR+$ 值分别为 1.14（95% CI=1.01～1.30）和 1.12（95% CI=1.00～1.25）。这两种天气在滞后 0 d、2 d、3 d、5 d 的 $RR+$ 值与 1 接近，

---

(1) $RR+$，指各年的 RR 值经过 Meta- 分析得出的合并效应量。

均无统计学意义。这些研究结果也发现，扬沙天气与浮尘天气对健康的危害也存在复杂的时间—反应（或效应）关系。

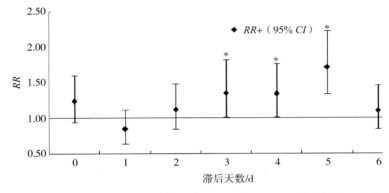

图 4-17　武威市各年 *RR* 值合并效应量（*RR+*）与沙尘暴滞后天数变化的关系

注：* 表示该天 *RR* 值有统计学意义（*p*≤0.05）。

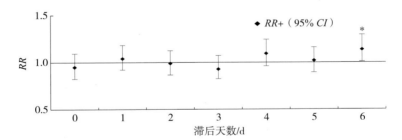

图 4-18　武威市 *RR+* 值与扬沙滞后天数变化的关系

注：* 表示该天 *RR* 值有统计学意义（*p*≤0.05）。

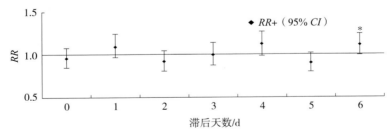

图 4-19　武威市 *RR+* 值与浮尘滞后天数变化的关系

注：* 表示该天 *RR* 值有统计学意义（*p*≤0.05）。

（4）沙尘天气对健康影响浓度—反应（或效应）关系的机理分析

沙尘天气的主要特征是空气悬浮颗粒物在短时间内急剧增加，且不同沙尘天气的大气颗粒物浓度不同，一般沙尘暴较高，扬沙次之，浮尘较小。从不同沙尘天气对呼吸系统疾病的入院人数 $RR+$ 值分析结果来看，$RR+$（沙尘暴）$>RR+$（扬尘）$>RR+$（浮尘）呈现一定的沙尘浓度与疾病发生的浓度（剂量）—反应（效应）关系。无论在滞后效应发生的天数上还是在 $RR+$ 值的大小上，与沙尘暴的滞后效应相比，扬沙天气和浮尘天气的影响程度要小得多，沙尘暴滞后 7 d 内有 3 d 的 $RR+$ 值有统计学意义，且 $RR+$ 值的绝对值也较高，而扬沙天气和浮尘天气滞后 7 d 内只有 1 d 的 $RR+$ 值有统计学意义，且 $RR+$ 值也较低。由此可以归结：沙尘天气中空气沙尘颗粒物与其对呼吸系统健康损害的效应或反应之间存在浓度（或剂量）—反应（或效应）关系。

从沙尘天气沙尘浓度与不同呼吸系统疾病发生的剂量—效应关系中，反过来也证明沙尘天气引起的空气颗粒物浓度增高是其引发暴露人群多种呼吸系统疾病的主要原因。我们对沙尘天气和非沙尘天气下收集的大气 $PM_{2.5}$ 的毒理学研究表明，沙尘天气 $PM_{2.5}$ 颗粒物悬液、水提取液、有机溶剂提取液均能对大鼠肺泡巨噬细胞产生一般毒性作用和遗传毒性作用，且多种毒性作用的强度虽比非沙尘天气 $PM_{2.5}$ 的毒性作用略低，但并无显著性差异，说明对沙尘天气 $PM_{2.5}$ 的毒性作用应引起高度重视。这些毒理学研究结果为沙尘天气颗粒物引发呼吸系统疾病的观点提供了有力证据。有文献报道，沙尘天气颗粒物的主要无机元素为地壳元素，如 Fe、Al、Ca、Na、Mg、Ti 等，同时也含有有毒金属元素（如 Cu、Zn、Pb、As 等），此外还含有无机离子（如 SO_4^{2-}、Cl^-）及有毒有机化学物（如多环芳烃类化学物等）。颗粒物的固核及颗粒物的化学成分与生物污染对沙尘天气引起的呼吸系统疾病可能有程度不同的贡献。除颗粒物固核在发病中可能起重要作用外，颗粒物表面吸附化学物对健康的毒性作用尚待进一步研究。

（5）沙尘天气对健康影响时间—反应（或效应）关系的机理分析

本研究通过 GAM 模型分析及 Meta- 分析发现，武威市呼吸系统疾病日入院人数相对危险度合并效应量（$RR+$）的增加与沙尘天气，特别是与沙尘暴的发生密切相关，且沙尘天气在这些方面的负面影响均表现为滞后效应，并显示有一定的时间—反应（或效应）关系，对其发生机理分析如下：

①沙尘暴对健康影响的时间—反应（或效应）关系的分析。

呼吸系统日入院人数 RR 值随沙尘暴滞后天数的不同而不同，且在滞后 3～5 d $RR+$ 值均有统计学意义（图 4-17），这与各年 GAM 分析结果一致。沙尘暴滞后第

0 天、第 2 天、第 3 天、第 4 天、第 5 天、第 6 天的 $RR+$ 值均大于 1（$RR+$），表明沙尘暴对人群呼吸系统有明确的不利影响。然而，在沙尘暴滞后第 0 天、第 1 天、第 2 天 $RR+$ 值并不具有统计学意义，随着滞后时间的延续到滞后第 3 天、第 4 天、第 5 天时，沙尘暴对呼吸系统疾病的影响增大，表明沙尘暴对健康的影响有一个时间过程。到滞后第 6 天，虽然 $RR+$ 值仍大于 1，但与滞后第 3～5 天的 $RR+$ 值相比表现出回落趋势，表明滞后 6 天以后其对人体呼吸系统健康的不利影响开始减弱，人体对沙尘暴的毒性作用也开始适应和（或）修复。

对于沙尘暴发生当天（即滞后第 0 天）和滞后第 1 天、第 2 天，其 $RR+$ 值无统计学意义。其原因：一是，沙尘暴多发生在午后到傍晚时段内，有研究报道可占沙尘暴总数的 65.4%，晚上就医不便，从而在沙尘暴发生当日（即滞后第 0 天）对呼吸系统疾病当日入院人数的影响可能减少；二是，沙尘暴即使在白天发生，也会由于它导致的强风和沙尘急剧增加［瞬时风速达 10 m/s 以上，总悬浮微粒（TSP）的浓度为 10 mg/m³ 以上］，而延迟暴露人群入院及时接受治疗的时间，转而采取自我防护措施并避开沙尘天气（如待在家中），这可能是导致 $RR+$ 值在滞后 0～2 d 没有统计学意义，甚至在滞后第 1 天 $RR+$ 值小于 1 的原因之一；三是，沙尘暴结束后，颗粒物沉降仍需要一段时间，尤其是滞留在空气中的大量 PM_{10} 和 $PM_{2.5}$，导致大气中 PM_{10} 和 $PM_{2.5}$ 浓度较高。特别是沙尘暴发生后往往继而发生扬沙或浮尘天气，使沙尘颗粒物在空气中停留时间较长。随着空气中高浓度细颗粒物飘浮时间的延长，人群吸入细颗粒物的时间就越长，而且这些细颗粒物随漂浮时间延长吸附的有害气体、重金属、有机污染物、病原微生物等越来越多，对人群呼吸系统造成的危害也越来越大，从而导致沙尘暴对人群呼吸系统健康影响的 $RR+$ 值在滞后 3～5 d 达到有统计学意义，显示一定的时间—反应（效应）关系。

②扬沙天气和浮尘天气对健康影响的时间—反应（或效应）关系的分析。

在本研究中，关于扬沙天气和浮尘天气对呼吸系统疾病日入院人数影响的 GAM 模型分析和 Meta- 分析的结果表明（图 4-18、图 4-19），扬沙天气和浮尘天气对呼吸系统疾病日入院人数的影响也是滞后效应，在滞后 0～5 d 时 $RR+$ 值均无统计学意义，只有在滞后第 6 天其 $RR+$ 值才有统计学意义。这种效应滞后的原因可能与我们上述对沙尘暴滞后效应的原因分析类似，即一是由于暴露人群在沙尘天气的头几天为了避免恶劣天气的危害而闭门不出，不能或不愿及时去医院诊治，使

RR 值较小；二是由于随着人群对恶劣天气暴露时间的延长，吸入的颗粒物越来越多，受到的健康损害作用也越来越严重，导致滞后第 6 天入院人数显著增加，使 RR 值有统计学意义，从而显示时间—反应（或效应）关系。

③沙尘天气健康损伤的时间—反应关系与个体敏感性之间关系的分析。

对于沙尘暴而言，沙尘暴当日（滞后第 0 天）$RR+$ 值有所上升，扬沙天气和浮尘天气滞后第 1 天的 $RR+$ 值也有所上升，这种沙尘事件之后当日和早期发生的 $RR+$ 值上升一方面反映了对沙尘天气的危害存在敏感人群，他们反应快，但是数量少，所以 $RR+$ 值尚无统计学意义；另一方面也可能反映了沙尘颗粒物含有不同化学成分，有的成分能较快地引起敏感人群呼吸系统受到损害，从而导致滞后第 0 天和第 1 天 $RR+$ 值升高。我们把这一阶段的效应定义为"沙尘天气滞后早期效应"，而在沙尘天气滞后早期就出现健康损伤的人群为对沙尘天气的敏感人群。

随着滞后天数的增加，沙尘暴在滞后第 2 天、第 3 天、第 4 天，扬沙天气和浮尘天气在滞后第 4 天，$RR+$ 值再次升高，有的年份甚至有统计学意义，我们称这一阶段的效应为"沙尘天气滞后中期效应"，它反映了对沙尘天气具有中等抵抗力的发病人群。

沙尘暴滞后第 5 天，扬沙天气和浮尘天气滞后第 6 天 $RR+$ 值达到最大，且有统计学意义，我们称这一阶段的效应为"沙尘天气滞后后期效应"，它一方面反映了这个阶段发病人群是对沙尘天气有较强抵抗能力的发病人群；另一方面也反映了这可能是由于沙尘颗粒物中的致病微生物和有害化学物对人群呼吸系统损害的结果，尤其是致病病菌引发的健康损害往往需要一个潜伏期以进行病菌增殖过程和机体病理生理学的变化过程。这些均可能导致沙尘天气对人群暴露的时间效应和剂量累积效应。为了阐明沙尘天气对人体健康损害作用的规律和机理，对上述问题进行进一步研究是非常重要的。

4.3.2.2 民勤县 10 年沙尘天气对呼吸系统疾病日入院人数的影响

为了验证在武威市研究获得的关于沙尘天气长期暴露对不同呼吸系统疾病日入院人数影响的普遍性，我们选择甘肃省一个被沙漠包围的几乎没有工业生产、主要进行农业生产的民勤县作为调查区域，从民勤县县医院获取 10 年（1994—2003 年）

中每天因呼吸系统疾病入院人数的连续资料，进行 GAM 模型分析，研究沙尘暴、扬沙天气、浮尘天气对呼吸系统疾病日入院人数的影响。

民勤县是我国沙尘天气，特别是沙尘暴最严重的地区之一，研究期间（1994—2003 年）共发生了 413 次沙尘天气，平均每年发生约 40 次，而且多为扬沙、沙尘暴等恶劣天气。因此，将民勤县作为沙尘天气的研究地区，有很好的地域代表性，对于揭示我国西北地区沙尘天气和保护当地居民健康特别是呼吸系统影响具有重要意义。

（1）沙尘天气发生频数及日入院资料描述

表 4-19 给出了民勤县 10 年（1994—2003 年）中沙尘天气每年的发生频数。结果显示，除 2003 年外，研究期间每年沙尘天气发生频数均超过 30 次，其中以 1996 年发生次数最多（56 次）。10 年中的沙尘天气中以扬沙发生的频数最大（275 次），其次为沙尘暴（120 次），浮尘天气鲜有发生（6 次）。民勤县沙尘天气主要集中在每年的 3—6 月，占全年发生次数的 60%。

表 4-19　1994—2003 年民勤县沙尘天气各年发生频次

年份	发生频次 / 次			
	浮尘	扬沙	沙尘暴	总数
1994	1	22	14	41
1995	0	33	13	48
1996	0	41	10	56
1997	0	25	5	30
1998	2	34	10	47
1999	2	27	11	41
2000	0	21	18	42
2001	0	32	15	47
2002	1	20	13	33
2003	0	14	11	28
总和	6	275	120	413

图 4-20 总结了研究期间民勤县沙尘天气发生总频数的月分布。从图 4-20 可以看出，春季（3—5 月）为沙尘天气高发时期，占 10 年中沙尘天气发生次数总

和的 45.52%，4 月的沙尘天气发生频数最高，达 82 次。而秋季沙尘天气发生最少，仅占 10 年中沙尘天气发生次数总和的 11.62%，10 月的沙尘天气发生次数只有 13 次。另外，夏季和冬季沙尘天气发生次数分别占 10 年沙尘天气发生次数总和的 27.60% 和 15.25%。

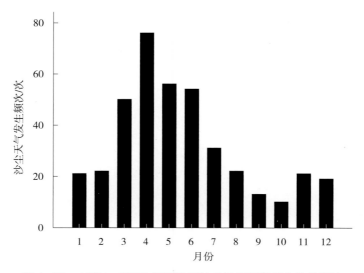

图 4-20　1994—2003 年民勤县沙尘天气每月发生的总频次

（2）沙尘天气与非沙尘天气气象因子比较

表 4-20 显示研究期间民勤县不同季节的气象因子在沙尘天气与非沙尘天气下的均值比较结果。从表 4-20 可以看出，所有季节沙尘天气下的日最大风速均显著高于非沙尘天气下的最大风速（$p < 0.001$），所有季节沙尘天气下的日最小能见度均显著低于非沙尘天气下的最小能见度（$p < 0.001$）。而与风速和能见度相比，最低气温、最小相对湿度和最低气压在两种天气下的变化要温和得多。

（3）民勤县呼吸系统疾病日入院人数资料描述

表 4-21 总结了研究期间民勤县居民呼吸系统疾病入院人数的统计与描述。从表 4-21 可知，研究期间共有 3 435 例呼吸系统疾病患者入院，男女比例为 1∶0.45。其中，肺炎患者占总呼吸系统疾病入院人数的 44.1%，男女比例为 1∶0.37；上呼吸道感染（URTI）患者占 36.3%，男女比例为 1∶0.46。由此可以看出民勤县男性呼吸系统患病率较女性高，为女性患病率的 2～3 倍。

表 4-20　1994—2003 年民勤县沙尘天气与非沙尘天气气象因子比较

气象因子	季节	沙尘天气（413 d）	非沙尘天气（3 239 d）
日最低气温 /℃	春季	$4.54 \pm 6.79^{*}$	2.94 ± 6.85
	夏季	15.90 ± 2.91	15.58 ± 2.93
	秋季	2.46 ± 7.47	2.24 ± 7.35
	冬季	$-8.83 \pm 4.28^{*}$	-12.23 ± 4.39
日最低大气压 /hPa	春季	857.01 ± 5.63	859.59 ± 4.81
	夏季	854.39 ± 3.14	855.61 ± 3.43
	秋季	864.35 ± 6.34	864.47 ± 4.67
	冬季	$863.67 \pm 6.45^{*}$	865.82 ± 5.34
日最小相对湿度 /%	春季	14.45 ± 8.98	15.66 ± 10.84
	夏季	25.02 ± 9.17	25.34 ± 12.74
	秋季	26.17 ± 11.21	25.65 ± 12.95
	冬季	$20.03 \pm 8.26^{*}$	25.58 ± 12.14
日最大风速 /（0.1m/s）	春季	$110.41 \pm 24.90^{**}$	58.80 ± 19.18
	夏季	$96.80 \pm 19.18^{**}$	55.69 ± 17.15
	秋季	$110.79 \pm 21.59^{**}$	50.29 ± 19.85
	冬季	$108.71 \pm 19.30^{**}$	48.03 ± 19.79
日最小能见度 /m	春季	$12.02 \pm 9.50^{**}$	27.73 ± 4.95
	夏季	$18.45 \pm 9.46^{**}$	29.43 ± 3.74
	秋季	$13.26 \pm 9.20^{**}$	28.93 ± 19.85
	冬季	$14.01 \pm 9.00^{**}$	29.04 ± 3.27

注：表内数据为平均值 ± 标准差（$\bar{x} \pm s$）；与非沙尘天气相比，经 t 检验，$^{*}p \leqslant 0.05$，$^{**}p \leqslant 0.01$。

（4）民勤县呼吸系统疾病日入院人数 GAM 模型分析结果

对民勤县连续 10 年呼吸系统疾病日入院人数进行 GAM 模型分析，获得的结果与武威市的研究结果一致，证明了沙尘天气对暴露居民呼吸系统疾病日入院人数的影响是确实存在的，且具有滞后效应的特征。

为了分析沙尘天气连续 10 年对民勤县居民呼吸系统疾病日入院的影响，对数据进行 GAM 模型分析，如同所料，不同年份之间的 RR 值存在一定差异。为了探讨沙尘天气对民勤县居民健康影响的普遍规律，对各年沙尘天气与呼吸系统疾病日入院人数关系的 GAM 模型拟合结果进行 Meta- 分析，从而获得合并效应量（$RR+$）。模型拟合结果如下：

①呼吸系统疾病总日入院相对危险度（RR）在沙尘天气滞后第 3 天的增加具有统计学意义 [$RR=1.14$（95% $CI=1.02 \sim 1.27$）]，其中男性 $RR=1.14$（95% $CI=1.01 \sim 1.29$），

女性 $RR=1.18$（95% $CI=1.00\sim1.41$）。

②URTI 日入院相对危险度（RR）在沙尘天气滞后第 3 天也具有统计学意义 [$RR=1.16$（95% $CI=1.00\sim1.36$）]，其中 URTI 男性日入院 RR 值在沙尘天气滞后第 4 天有统计学意义 [$RR=1.28$（95% $CI=1.04\sim1.59$）]，而 URTI 女性 RR 值在沙尘天气滞后第 0～6 天均无统计学意义。

③对于肺炎来说，仅有男性日入院相对危险度（RR）在沙尘天气滞后第 6 天有统计学意义 [$RR=1.17$（95% $CI=1.00\sim1.38$）]。

表 4-21　1994—2003 年呼吸系统日入院人数资料描述

疾病（人数）	均值 ± 标准差	最小值	最大值
总的呼吸系统疾病（n=3 435）	0.95 ± 1.10	0	10
男（n=2 374）	0.65 ± 0.95	0	6
女（n=1 061）	0.30 ± 0.60	0	10
URTI（n=1 248）	0.34 ± 0.61	0	5
男（n=854）	0.23 ± 0.52	0	5
女（n=394）	0.11 ± 0.35	0	3
肺炎（n=1 515）	0.41 ± 0.75	0	7
男（n=1 104）	0.30 ± 0.64	0	5
女（n=411）	0.12 ± 0.35	0	3

分层分析发现，沙尘天气的发生只与 URTI 和肺炎的男性患者日入院数有统计学联系（表 4-21），说明沙尘天气对男性呼吸系统的影响较大，具有性别差异。可能是男性从事户外工作的比例较女性高，且防护意识比女性相对淡薄所致，不良的生活习惯（如抽烟、酗酒）可能也是男性受沙尘天气影响较大的原因之一。在此，将沙尘天气对不同呼吸系统疾病日入院影响的相对危险度（RR）总结如图 4-21。

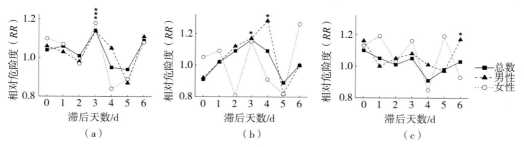

图 4-21　1994—2003 年沙尘天气对民勤县呼吸系统疾病日入院人数影响的 GAM 结果
[图中数据为 RR（95% CI），*$p\leqslant0.05$]
（a）呼吸系统疾病总和；（b）上呼吸道感染；（c）肺炎

4.3.2.3　沙尘天气对呼吸系统疾病日入院人数的影响与空气颗粒物浓度的关系

大量的流行病学调查已经揭示居民每日呼吸系统患病率和死亡率的增加与城市大气中颗粒物（PM_{10}、$PM_{2.5}$）的增加有关（Dockery，et al.，1994；Ostro，1993）。遗憾的是，这些研究均无法确定所研究的 PM_{10} 与 $PM_{2.5}$ 主要源于自然条件（如沙尘颗粒），还是源于人为生产活动（如工业生产的排放和交通运输）。

由于本研究在几乎没有大型工业生产的农业地区武威市进行，且研究期间该市交通运输欠发达、汽车拥有量不大，所以所研究的 PM_{10} 与 $PM_{2.5}$ 是主要来自自然源的沙尘颗粒物，而非人为活动造成的颗粒物。本研究主要运用 GAM 单污染和多污染模型分析 2004 年春季（3—5 月）沙尘暴源区或近源区武威市的大气污染物（PM_{10}、$PM_{2.5}$、SO_2 和 NO_2）与日入院人数的关系。同时考虑研究期间正是该地沙尘天气高发季节，PM_{10} 和 $PM_{2.5}$ 的浓度大小与沙尘天气的发生直接相关，据此分别对 PM_{10} 和 $PM_{2.5}$ 建立浓度分类模型，以便分析不同沙尘颗粒物水平对居民健康的影响。本研究结果发现，沙尘 PM_{10} 对呼吸系统疾病日入院的影响比沙尘 $PM_{2.5}$ 大。

①大气污染物与气象因素描述性分析。

武威市在 2004 年 3—5 月的气象因素、大气颗粒物和气态污染物浓度分布均见表 3-1。研究期间 $PM_{2.5}$ 日均值高于美国 EPA 的空气质量标准（$\leqslant 65\ \mu g/m^3$），而 PM_{10} 尽管没有超过国家空气质量二级标准（$\leqslant 150\ \mu g/m^3$），其日均值也较高。主要气态污染物（SO_2、NO_2）的日均浓度均低于国家空气质量二级标准。

研究期间武威市大气颗粒物与气态污染物在沙尘天气和非沙尘天气下的对比分析见表 3-2。在发生扬沙天气和沙尘暴时，PM_{10} 和 $PM_{2.5}$ 的浓度显著增加且均超过国家空气质量二级标准，而不同沙尘天气下 SO_2 和 NO_2 浓度变化均不大，且均远远低于国家空气质量二级标准。

②呼吸系统疾病日入院人数描述性分析。

表 4-22 为 2004 年 3—5 月武威市 7 所医院呼吸系统疾病日入院人数频数分布。研究期间呼吸系统疾病入院患者共计 766 人次，男女比例为 1：0.64。其中肺炎患者最多，占总呼吸系统患病人数的 40.60%，其次为上呼吸道感染（URTI，25.20%）和慢性阻塞性肺部疾病（COPD，18.15%）。

表 4-22　2004 年 3—5 月武威市呼吸系统疾病日入院人数描述

性别	总和	均值	标准差	最小值	P_{25}	P_{50}	P_{75}	最大值	天数 /d
男	466	5.07	3.31	0	3.00	5.00	7.00	22	92
女	300	3.26	2.30	0	2.00	3.00	5.00	10	92

③大气污染物对呼吸系统疾病日入院人数影响的单污染模型分析。

图 4-22 显示 2004 年春季武威市大气污染物在不同滞后天数（Lag0～Lag6）与呼吸系统疾病日入院人数的联系，指出各污染物浓度每增加 IQR，呼吸系统疾病日入院人数增加的相对危险度（RR）变化情况。可以看出，PM_{10} 和 $PM_{2.5}$ 的增加对男性、女性呼吸系统疾病日入院人数的影响均表现为滞后效应，即 PM_{10}（Lag3）和 $PM_{2.5}$（Lag2）对男性呼吸系统疾病日入院人数的影响有统计学意义；PM_{10}（Lag2）和 $PM_{2.5}$（Lag2）对女性呼吸系统疾病日入院人数的影响有统计学意义。SO_2 和 NO_2 对男性的影响无统计学意义，而对女性的影响只有 SO_2（Lag5）和 NO_2（Lag3）有统计学意义。

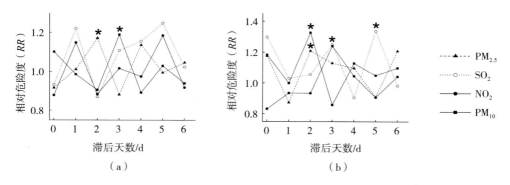

图 4-22　2004 年 3—5 月武威市大气污染物对呼吸系统疾病日入院
RR 值（95% CI）的影响（*$p \leqslant 0.05$）
（a）男性；（b）女性

④大气污染物对呼吸系统疾病日入院人数影响的多污染模型分析。

选择单污染模型中有统计学意义或者效应最大滞后天数的 PM_{10} 或 $PM_{2.5}$ 和气态污染物［SO_2 和（或）NO_2］的 RR 值（95% CI），进行双污染模型分析和多污染模型分析，结果显示如图 4-23、图 4-24 所示。

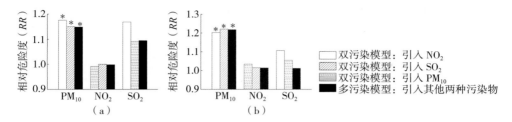

图 4-23　2004 年 3—5 月大气污染物对呼吸系统疾病日入院 *RR* 95% CI 的双污染、
多污染模型分析（图中滞后天为各污染物在单污染模型下有统计学意义
或者效应最大的滞后天数；*$p \leq 0.05$）
（a）男性；（b）女性

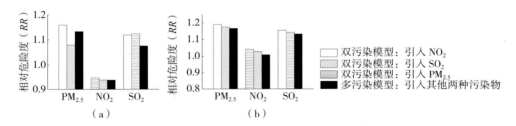

图 4-24　2004 年 3—5 月大气污染物对呼吸系统疾病日入院 *RR* 值的双污染、
多污染模型分析（图中滞后天为各污染物在单污染模型下有统计学意义
或者效应最大的滞后天数；*$p \leq 0.05$)
（a）男性；（b）女性

在引入 SO_2 和（或）NO_2 后，PM_{10} 对男性、女性呼吸系统疾病日入院人数的影响有所降低，但仍然均有统计学意义；在引入 SO_2 和（或）NO_2 后，$PM_{2.5}$ 对男性、女性的影响均无统计学意义。两者相比，PM_{10} 对呼吸系统疾病日入院人数的影响比 $PM_{2.5}$ 大。

两次双污染模型分析和多污染模型分析均显示，在引入其他污染物后，SO_2 和 NO_2 对呼吸系统疾病日入院人数的影响无统计学意义，表明 SO_2 和 NO_2 健康危害作用较小，这可能是因为在武威市沙尘天气下两者浓度较低的缘故。

⑤沙尘浓度与呼吸系统疾病日入院之间的浓度反应关系。

根据对不同类型天气（清洁天、轻度污染天、浮尘和扬沙天、沙尘暴天）下，每日实测得到的空气中沙尘颗粒物 $PM_{2.5}$、PM_{10} 浓度，结合天气类型分为 4 个浓度等级（图 4-25、图 4-26）。对于 $PM_{2.5}$，为 ≤ 65 μg/m³、$65.1 \sim 95.3$ μg/m³、$95.4 \sim 167.5$ μg/m³、> 167.5 μg/m³。对于 PM_{10}，为 ≤ 100 μg/m³、$101 \sim 150$ μg/m³、

$151 \sim 250$ μg/m³、> 251 μg/m³。在此基础上，进行居民呼吸系统疾病日入院人数与沙尘颗粒物浓度分类模型拟合，揭示沙尘浓度与呼吸系统疾病日入院 *RR* 值之间的浓度—效应关系。需要说明的是，我们在实测中发现，气象观测站给出的浮尘天气和扬沙天气之间的空气颗粒物浓度经常有交叉，仅从颗粒物浓度很难区分清楚，为此本研究将浮尘天气和扬沙天气的颗粒物浓度置于同一区间。我们考虑，为了明确区分浮尘天气和扬沙天气，除了要依据空气颗粒物浓度，可能还需考虑风速大小或其他因素，对浮尘天气颗粒物和扬沙天气颗粒物之间存在的健康效应之不同，尚需进一步研究。

在进行不同沙尘天气 $PM_{2.5}$ 浓度等级与居民呼吸系统疾病日入院人数关系的分析中，本研究选择在单污染模型中有统计学意义的滞后天进行分析，即男性、女性均选用 Lag2（图 4-22）进行分析。将分析结果绘成图 4-25。图 4-25 显示在研究期间，随着空气 $PM_{2.5}$ 浓度水平增加，呼吸系统疾病日入院 *RR* 值有逐渐增加的变化趋势。从图 4-25 可知，沙尘 $PM_{2.5}$ 对男性、女性呼吸系统疾病日入院的影响呈现一定的浓度—效应关系。从图 4-25 还可以看出，从沙尘 $PM_{2.5}$ 对呼吸系统疾病日入院的影响来看，女性比男性较为敏感。

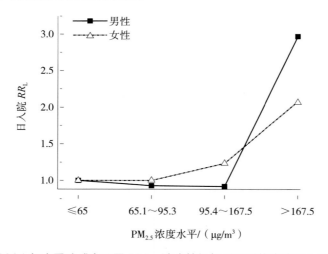

图 4-25 2004 年春季武威市不同 $PM_{2.5}$ 浓度等级与呼吸系统疾病日入院人数的关系

在进行 PM_{10} 浓度等级与居民日入院人数关系的分析中，本研究选择在单污染模型中有统计学意义的滞后天进行分析，即男性呼吸系统疾病选用 Lag3，女性呼吸系统选用 Lag2 进行分析。将分析结果绘成图 4-26。

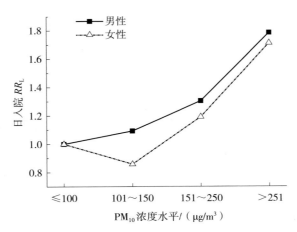

图 4-26　2004 年春季武威市不同 PM_{10} 浓度等级与呼吸系统疾病日入院人数的关系

图 4-26 显示，研究期间随 PM_{10} 浓度水平增加，呼吸系统疾病日入院 RR 值也有随之增加的变化趋势。从图 4-26 可以看出，沙尘 PM_{10} 对男女性呼吸系统疾病日入院的影响呈现一定的浓度—效应关系。

⑥不同污染物对呼吸系统健康影响总析。

武威市在研究期间，大气 PM_{10} 与 $PM_{2.5}$ 日浓度与非沙尘天气下的颗粒物浓度相比，沙尘天气下的颗粒物浓度显著增大。而气态污染物 SO_2 和 NO_2 在各种天气下均保持较低的浓度。结果显示，$PM_{2.5}$ 浓度与 PM_{10} 浓度之间有显著的相关性，而颗粒物与气态污染物 SO_2 或 NO_2 的相关性较弱。这说明在源区沙尘暴高发季节，沙尘颗粒物是沙尘天气对暴露居民健康危害的主要因素。

单污染模型分析表明，$PM_{2.5}$ 与 PM_{10} 均对源区居民呼吸系统疾病日入院人数有影响，且为滞后效应。

多污染模型分析发现，引入 SO_2 或（和）NO_2 后，PM_{10} 对居民呼吸系统疾病的健康效应变化不大且仍然有统计学意义，表明 PM_{10} 是主要的危险因子。当引入 SO_2 或（和）NO_2 后，$PM_{2.5}$ 对居民呼吸系统健康的效应变弱，但仍然有统计学意义，表明 $PM_{2.5}$ 也是主要的居民呼吸系统疾病危险因子。

尽管单污染模型分析也发现 SO_2 和 NO_2 对女性呼吸系统健康有影响，但是多污染模型分析表明，引入其他污染物后，SO_2 和 NO_2 的健康效应均无统计学意义。这意味着研究期间 SO_2 和 NO_2 对居民呼吸系统疾病的日入院人数影响不大，说明在几乎没有工业污染的沙尘暴源区，SO_2 和 NO_2 并不是主要的健康危险因子。

4.3.3 沙尘天气对心脑血管疾病日入院人数的影响及原因分析

流行病学研究报道，空气细颗粒物污染与心脑血管疾病的发生有密切联系。以沙尘颗粒物浓度急剧增加为主要特征的沙尘天气是否对心血管健康有影响，一直是公众关心的问题。为此，我们对沙尘天气多发区武威市两年（2004年、2005年）春季（3—5月）和民勤县医院10年全年心脑血管疾病每日入院人数进行研究，发现沙尘天气对心血管疾病日入院人数有明确影响，且为滞后效应，其主要影响因素是沙尘颗粒物 PM_{10} 或 $PM_{2.5}$。

4.3.3.1 武威市心脑血管系统疾病日入院人数概况

观察研究期间（2004年3—5月），武威市全部大中型医院（共7所）心脑血管疾病日入院人数频数分布见表4-23。研究期间心脑血管疾病入院患者共计409人次，男女比例为1∶0.68。其中，高血压患者最多，占总心脑血管患病人数的33.99%；其次为缺血性心脏疾病（IHD）患病人数，占30.56%；其他心脑血管患病人数占35.45%。

表4-23　2004年春季武威市心脑血管疾病日入院人数描述

性别	总和	均值	标准差	最小值	P_{25}	P_{50}	P_{75}	最大值	天数
男	243	2.64	2.15	0	1.00	2.00	4.00	13	92
女	166	1.80	1.76	0	0.00	1.00	3.00	8	92

4.3.3.2 不同污染物对心脑血管疾病日入院人数影响的单污染模型分析

为了揭示空气颗粒物 PM_{10}、$PM_{2.5}$、SO_2 及 NO_2 分别对心脑血管疾病日入院人数的影响及其特征，在2004年和2005年中选择沙尘天气多发期（3—5月）的上述4种污染物的空气浓度与心脑血管疾病日入院人数进行单污染模型分析。分析结果制成图4-27，图4-27显示各污染物浓度增加IQR，心脑血管疾病日入院人数增加的相对危险度（RR）变化情况。可以看出，PM_{10} 和 $PM_{2.5}$ 的增加对男性、女性心脑血管疾病日入院人数的影响均表现为滞后效应，在Lag2对男性、女性日入院人数增加的相对危险度（RR）均有统计学意义。同时发现 SO_2 对男性、女性心脑血管疾病日入院人数的影响也表现为滞后效应，在Lag3和Lag4分别对男性和对女性的影响有统计学意义，而 NO_2 对男性、女性的影响均无统计学意义。

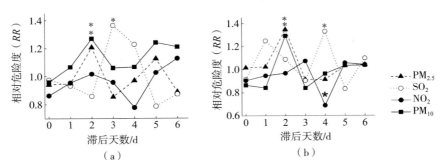

图 4-27 2004 年春季污染物对心脑血管疾病日入院 *RR* 值（95% *CI*）的影响［污染物每升高 IQR 日入院人数 *RR*=EXP（estimate*IQR）；*$p \leqslant 0.05$］

（a）男；（b）女

4.3.3.3 不同污染物对心脑血管疾病日入院人数影响的双污染模型或多污染模型分析

为了揭示每种单一污染物在其他污染物存在下的毒性作用或健康影响的变化，进一步探讨该污染物在心脑血管疾病中的作用，进行双污染模型或多污染模型分析（图 4-28、图 4-29）。为此，将单污染模型分析中有统计学意义的 PM_{10} 或 $PM_{2.5}$ 与气态污染物［SO_2 和（或）NO_2］同时引入 GAM 方程进行双污染模型或多污染模型分析。将模型分析结果绘成图 4-28 和图 4-29，图中显示：

①单独引入 SO_2 或同时引入 SO_2 和 NO_2 后，PM_{10} 对男性心脑血管疾病日入院的影响变化不大，且均有统计学意义；而在单独引入 SO_2 或同时引入 SO_2 与 NO_2 后，PM_{10} 对女性的影响降低但仍有统计学意义。结果表明，PM_{10} 对心脑血管疾病影响较大，这可能与其在沙尘天气多发季节武威市空气中 PM_{10} 浓度较高有关。

②单独引入 NO_2 或同时引入 SO_2 和 NO_2 后，$PM_{2.5}$ 对男性的影响有所升高，且均有统计学意义；单独引入 SO_2 后，$PM_{2.5}$ 对男性的 *RR* 值影响不大；引入 SO_2 和（或）NO_2 后，$PM_{2.5}$ 对女性影响均仍有统计学意义。结果表明，$PM_{2.5}$ 与 PM_{10} 类似，对心脑血管疾病影响较大，这与沙尘天气多发季节武威市空气 $PM_{2.5}$ 浓度较高有关。

③在分别引入其他污染物后，SO_2 和 NO_2 的影响均变为无统计学意义，证明 SO_2 或 NO_2 对心脑血管疾病影响较小，这可能与其在武威市空气中浓度较低有关。

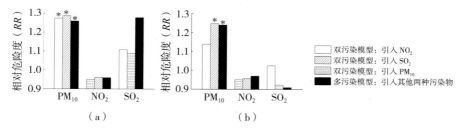

图4-28　2004年春季PM$_{10}$、SO$_2$和NO$_2$对心脑血管疾病日入院RR值（95% CI）
影响的双污染和多污染模型分析（图中的滞后天为各污染物在单污染模型下有统计学意义
或者效应最大的滞后天数；*p≤0.05）

（a）男性；（b）女性

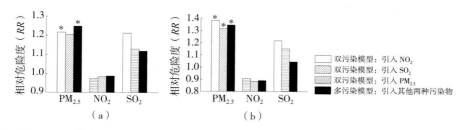

图4-29　2004年春季PM$_{2.5}$、SO$_2$和NO$_2$对心脑血管疾病日入院RR值（95% CI）影响的
双污染和多污染模型分析（本图中的滞后天为各污染物在单污染模型下有统计学意义或者效应
最大的滞后天数；*p≤0.05）

（a）男性；（b）女性

4.3.3.4　空气颗粒物浓度与心脑血管疾病之间的浓度—效应关系

为了揭示空气颗粒物与心脑血管疾病之间的浓度—效应关系，根据对不同类型天气（清洁天、轻度污染天、浮尘和扬沙天、沙尘暴天）下，每日实测得到的空气中沙尘颗粒物PM$_{2.5}$、PM$_{10}$浓度，结合天气类型分为4个浓度等级①。对于PM$_{2.5}$，为≤65 μg/m³、65.1～95.3 μg/m³、95.4～167.5 μg/m³、>167.5 μg/m³。对于PM$_{10}$，为≤100 μg/m³、101～150 μg/m³、151～250 μg/m³、>251 μg/m³。然后，将不同类型天气下获取的心脑血管疾病日入院RR值与相应天气下的颗粒物浓度作图，如

---

① 对于不同天气类型和颗粒物浓度之间的关系，需要说明的是，我们在实测中发现，气象观测站给出的浮尘天气和扬沙天气之间的空气颗粒物浓度经常有交叉，仅从颗粒物浓度很难区分清楚，为此，本研究将浮尘天气和扬沙天气的颗粒物浓度置于同一区间。我们考虑，为了明确区分浮尘天气和扬沙天气，除了要依据空气颗粒物浓度，可能还需考虑风速大小或其他因素，对浮尘天气颗粒物和扬沙天气颗粒物之间存在的健康效应的不同，尚需进一步研究。

图 4-30、图 4-31 所示。

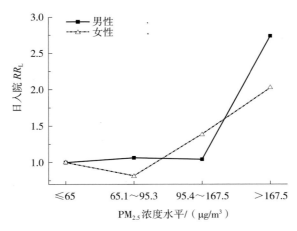

图 4-30 2004 年春季武威市 $PM_{2.5}$ 浓度等级与心脑血管疾病日入院人数的关系

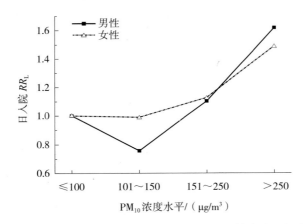

图 4-31 2004 年春季武威市 PM_{10} 浓度等级与心脑血管疾病日入院人数的关系

由图 4-30 可知，沙尘 $PM_{2.5}$ 对男性、女性心脑血管疾病日入院的影响呈现一定的浓度—效应关系，当 $PM_{2.5}$ 浓度达到沙尘暴水平（$>167.5\ \mu g/m^3$）时，其对男性、女性心脑血管健康的影响最大。从图 4-30 还可以看出，沙尘 $PM_{2.5}$ 影响男性心脑血管健康的最低浓度水平（开始出现反应的浓度水平）为沙尘暴水平，而影响女性的最低浓度水平为浮尘天气或扬沙天气水平（$95.4\sim167.5\ \mu g/m^3$）。

在研究期间，随着空气 PM_{10} 浓度水平的增加，心脑血管疾病日入院人数呈上升趋势（图 4-31）。从图 4-31 可以看出，不同天气水平的 PM_{10} 浓度对男性、女性心脑血管病的影响与 $PM_{2.5}$ 的影响（图 4-30）类似，并比后者呈现更好的浓度—

效应关系，且当 PM_{10} 浓度达到沙尘暴水平（＞250 μg/m³）时，其影响达到最大。此外，沙尘源区或近源区的大气 PM_{10} 对男性、女性心脑血管疾病日入院人数达到显著影响的最低浓度水平均为浮尘—扬沙天气的 PM_{10} 水平（151～250 μg/m³）。

本研究得出以下结论：①沙尘天气，即使在几乎没有工业污染的源区或近源区，也对当地居民呼吸、心脑血管疾病日入院人数有影响且为滞后效应。②沙尘天气在源区或近源区对居民呼吸、心脑血管疾病日入院人数影响的主要危险因子是沙尘 PM_{10} 和 $PM_{2.5}$，其影响均为滞后效应；而 SO_2 和 NO_2 虽然对颗粒物的健康影响有贡献，但统计学无意义。③沙尘天气在没有工业污染的源区或近源区其沙尘颗粒物只有达到较高浓度（扬沙天气水平）时，才会对居民呼吸、心脑血管疾病日入院人数有影响，且呈一定剂量—效应关系，即沙尘暴天＞扬沙天＞沙尘轻度污染天、清洁天。④本研究首次根据大气 PM_{10} 和 $PM_{2.5}$ 水平划分沙尘天气的不同类型与流行病调查结果一致，比根据能见度划分沙尘天气类型更为科学且更易操作。

4.3.3.5 民勤县 10 年中沙尘天气对心脑血管疾病日入院人数的影响

民勤县医院在 10 年（1994—2003 年）中共有 2 172 例心脑血管疾病患者入院，男女比例为 1∶0.72。其中高血压患者占总心脑血管疾病入院数的 21.5%，男女比例为 1∶1.03；IHD 患者占总心脑血管疾病入院人数的 42.8%，男女比例为 1∶0.58（表 4-24）。

表 4-24　1994—2003 年心脑血管疾病日入院人数资料描述

疾病（人数）	均值 ± 标准差	最小值	最大值
总心脑血管疾病（n=2 172）	0.95 ± 1.10	0	10
男（n=1 263）	0.35 ± 0.69	0	6
女（n=909）	0.25 ± 0.57	0	5
高血压（n=624）	0.34 ± 0.61	0	5
男（n=230）	0.06 ± 0.28	0	3
女（n=394）	0.07 ± 0.28	0	3
IHD（n=1 515）	0.41 ± 0.75	0	7
男（n=590）	0.16 ± 0.47	0	5
女（n=340）	0.09 ± 0.35	0	3

注：IHD 为缺血性心脏疾病。

　　对于心脑血管疾病来说，在民勤县 10 年的全年 GAM 模型分析结果（图 4-32）中，男性高血压日入院人数 RR 值在沙尘天气滞后第 3 天有统计学意义（RR=1.3，95% CI 为 1.03～1.64），表明沙尘天气与高血压的发生有较为密切的联系。但是，图 4-32 中 GAM 分析表明，民勤县沙尘天气与男性、女性心脑血管疾病日入院总人数或缺血性心脏疾病日入院人数的联系，均未见统计学意义。由于民勤县常住人口较少，加之研究期间尚属于欠发达的农业区，家庭或个人经济条件的限制，导致一些患者的住院诉求受到影响，可能会影响心脑血管患者日入院的总人数和缺血性心脏疾病患者日入院的人数，因此本研究结果尚需更大样本量的进一步研究来证实。

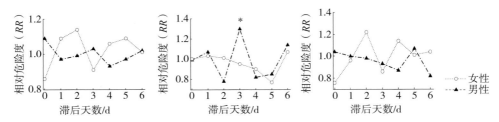

图 4-32　1994—2003 年沙尘天气对民勤县心脑血管疾病日入院人数影响的
GAM 分析（*p≤0.05）

（a）总心血管系统疾病；（b）高血压；（c）缺血性心血脏疾病

5 沙尘天气对健康影响的长期效应

    沙尘天气在我国，特别是在西北地区发生频繁。每当这类天气发生，空气颗粒物急剧增加，使当地居民长年暴露于空气颗粒物之中。我们在武威市沙尘天气多发的春季所进行的流行病学调查研究发现，沙尘天气发生当日即可引起暴露人群多种疾病症状出现，引起呼吸和循环系统疾病日门诊和入院人数的增加，说明沙尘天气对暴露人群健康有严重的急性损伤效应。此外，沙尘天气发生后的一周内在某一天或数天，呼吸和循环系统多种疾病的日门诊和日入院人数的增加也与沙尘天气有联系，且表现为滞后效应，表明沙尘天气对暴露人群某些疾病的发生在短期（一周）内仍然存在关联。

    国外对沙尘天气健康危害的研究主要聚焦于沙尘暴的短期效应。美国华盛顿州1991 年发生沙尘暴的 2 d 中，支气管炎的急诊量增加了 3.5%，鼻窦炎的急诊量增加了 4.5%。美国军队在某一久未有人居住的沙尘暴多发地区进行军事行动时，士兵们发生了严重的呼吸道感染。一次严重的沙尘暴使美国加利福尼亚的圣华金山谷中 18 人感染了肺球形真菌病，其中 1 人死亡。韩国首尔的一项研究表明，因沙尘天气使心血管和呼吸系统疾病导致的日死亡率增加了 4.1%。

    国内外有关沙尘天气长期暴露对人群健康影响的研究均很少，为此，我们在2005 年 9—11 月，对我国甘肃省沙尘暴频发的民勤县和沙尘暴稀少的甘谷县两县居民呼吸系统、循环系统等 12 种常见疾病进行了问卷调查和比较研究。我们将调查表随机发给当地所有居民并现场指导填写，当天回收，并按照调查表审核标准进行审核。在问卷中，疾病按照国际疾病分类标准第 10 版（ICD-10）应用指导手册分类，包括咽喉炎、气管炎、肺炎、肺结核、鼻炎、高血压、贫血、冠心病、关节炎、角膜炎、肝炎、胃炎 12 种疾病。疾病的确定以县以上人民医院的诊断书为准。调查人员对调查问卷逐一复核，有缺陷的通过电话访问补齐，有明显缺陷且无法补齐数据的则判为作废。此次调查对于揭示沙尘天气长期暴露对人群呼吸系统和循环系统等健康影响及规律有一定意义。

    与此同时，我们深入沙尘天气频发的民勤县农村，在当地居民中进行 X 射线—胸透和拍片体检，发现 8 例沙漠尘肺患者，证明沙尘天气对健康的危害具有长期效应。

5.1 研究地点的地理、气象及环境污染特征

5.1.1 研究地点的地理特征

本研究共选取了两个地点：一个为地处武威市东北部的民勤县（102°45′～103°55′E，38°20′～39°10′N）；另一个为位于我国西北河西走廊东端的甘肃省天水市甘谷县（104°58′～105°31′E，34°31′～35°03′N）。民勤县位于甘肃省河西走廊东北部、石羊河流域下游，东面、西面、北面被腾格里和巴丹吉林两大沙漠包围。全县国土总面积为 1.6 万 km^2，绿洲面积只占全县总面积的 9.0%。共有 18 个乡镇，260 个村委会，2004 年年底全县总人口为 30.91 万人，其中农业人口为 25.01 万人，占全县总人口的 80.9%。民勤县已成为全国乃至全世界最干旱、荒漠化危害最严重的地区之一。本次调查在民勤县 18 个乡镇中，使用多阶段随机抽样方法确定对 6 个乡镇的居民进行健康调查，基本上可以代表民勤县的总体情况。

甘谷县位于甘肃省东南部，天水市西北，渭河上游，总面积为 1 572 km^2，共有 20 个乡镇，403 个村委会，2004 年年底全县总人口为 56.09 万人，其中农业人口为 52.8 万人，占全县总人口的 94.1%。这次对甘谷县的调查，同样使用多阶段随机抽样的方法确定地势平坦的县城和 2 个乡镇进行调查，它们远离沙漠，沙尘天气稀少，且经济条件和民风民俗与民勤县类似，与民勤县具有可比性，基本符合作为民勤县对照研究的条件（图 5-1）。

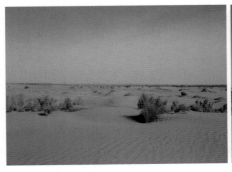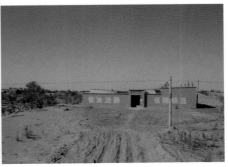

图 5-1 民勤县沙漠与村舍农田交错

5.1.2　研究地点的气候特征

民勤县属于温带大陆性干旱气候，由于地处青藏高原东北侧，高原主体对大气环流的阻挡作用使海洋暖湿气流不易到达该地区，而在该处形成绕流高压区，导致该地区气候干旱。该县年均气温为7.2～7.8℃，降水量为80～160 mm，蒸发量为1 112～2 635 mm，太阳辐射强，日照充足，降水稀少，蒸发量大；夏季短而较热，冬季长而寒冷，年温差大；干燥少雨，春季多风沙。

甘谷县位于大陆腹地，为大陆性季风气候，四季分明，光照充足，雨量偏少，夏热无酷暑，冬冷无严寒。平均气温为11.6℃，年降水量为370 mm左右，全年日照为2 100 h左右，日照率约为48%，无霜期为156 d左右。

5.1.3　研究地点的环境污染特征

民勤县属于典型的农业城市，近几十年沙尘暴频繁发生，风蚀极为严重，沙化面积和荒漠草原枯死面积逐年扩大。北部沿沙漠地区灌草植被逐年退化，沙漠以每年8～10 m的速度向绿洲推进，最大处每年超过120 m，大片绿洲沦为不毛之地。沙漠区内的乔木、灌木及大片草甸萎缩、枯死，固沙能力减弱，覆盖率降低，绿洲已由过去的阻沙天堑变为沙源，水干风起，沙逼人退。如今，这里已成为全国最干旱、荒漠化最严重的地区之一，也是我国北方地区沙尘暴的四大发源地之一。

甘谷县也为典型的农业城市。渭河川道区为冲积小平原，地势平坦，土层深厚，灌溉便利，宜于种植，是全县主要经济区，物产丰富，被誉为渭河"金腰带"。主要粮食作物有冬小麦、洋芋、高粱、玉米等。畜牧业以瘦肉型猪、羊、鸡的饲养为主。近年来，鸡肉、肉鸽、长毛兔等良种化养殖有了很大的发展。相较于民勤县，甘谷县距离沙漠比较远，受沙尘天气影响较小。

5.2　沙尘天气对暴露居民常见疾病患病率的影响

本研究根据对沙尘天气频发地区民勤县常见病的预调查，确定对民勤县与甘谷县居民中12种常见疾病患病率调查和比较分析。从调查结果发现，沙尘天气频发的民勤县 5 种最常见的疾病为气管炎（18.58%）、咽喉炎（18.23%）、角膜炎（14.46%）、关节炎（13.69%）和鼻炎（11.45%），表明呼吸系统受沙尘天气的影响最大；同时发现循环系统的健康受沙尘天气的影响也比较严重。

5.2.1　被调查者基本情况

本次调查共调查民勤县 1 500 名居民，实际回收有效问卷 1 432 份；调查甘谷县 1 000 名居民，实际回收有效问卷 983 份（图 5-2）。民勤县、甘谷县合计回收2 415 份有效问卷，应答率为 96.6%。

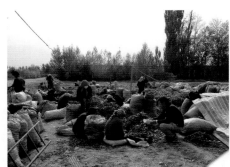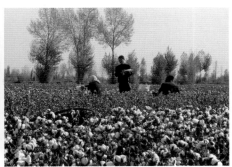

图 5-2　深入田间进行流行病学调查

完成调查者 2 415 名的特征见表 5-1。平均年龄 47.4 岁，家庭平均人口 4.5 人。2 415 人中，文盲、半文盲 776 人（32.1%），小学文化 527 人（21.8%），初中文化676 人（28.0%），高中及以上文化 436 人（18.1%）。在职业方面，81.3% 为农民，12.2% 为工人，无职人员、离退休或其他职业者占 6.2%。关于 2 415 名被调查者的婚姻情况：已婚者 2 299 人（95.2%），未婚者 29 人（1.2%），另有离婚、丧偶者87 人（3.6%）。在对两县的调查中发现，45.0% 家庭的年均收入在 5 000 元以上。

5.2.2　沙尘天气对人群引发亚健康症状的研究

关于沙尘天气长期暴露可能引起人群出现亚健康症状的问题，本调查在沙尘天气频发的民勤县选择 3 个调查点进行：在该县乡镇中，距离沙漠最近的夹河乡、距离沙漠较远的民勤县城及介于两者之间的东湖乡。本研究涉及 20 种常见症状，调查结果表明，鼻塞、咽喉干燥、咳嗽、胸闷、肺部疼痛、盗汗、食欲下降、头痛、消瘦、便秘、失眠、健忘、心痛、恶心、烦躁、听力下降、鼻子出血 17 种常见症状均以距离沙漠最近的夹河乡居民所患比例最高。眼睛疼痛、肢体麻木 2 种症状以距离沙漠较远的县城所患比例最高，而视力模糊以距离沙漠介于县城与夹河乡之间的东湖乡居民中所患比例最高。在 20 种常见症状中，夹河乡居民所患比例最高，达 83%，东湖次之，为 76%，县城也达到了 75%，表明距离沙漠越近的地方，沙尘天气频数越高，人群健康受沙尘天气的健康危害就越严重（图 5-3）。由此可见，在沙尘天气特别是沙尘暴源区，为了保护人群健康免受沙尘天气的危害，动员当地居民迁至远离沙漠的地方是建设健康中国的一项重要举措，也是符合环境健康科学规律的利民行动。

表 5-1　完成调查的 2 415 人的特征

地区	性别	40 岁以下		41～60 岁		61 岁以上		合计	
		人数 / 人	百分率 / %	人数 / 人	百分率 / %	人数 / 人	百分率 / %	人数 / 人	百分率 / %
民勤县县城	男	30	1.24	33	1.37	60	2.48	123	5.09
	女	48	1.99	53	2.19	75	3.11	176	7.29
民勤县乡镇	男	248	10.27	341	14.12	103	4.27	692	28.65
	女	170	7.04	191	7.91	80	3.31	441	18.26
甘谷县县城	男	64	2.65	87	3.60	59	2.44	210	8.70
	女	71	2.94	100	4.14	61	2.53	232	9.61
甘谷县乡镇	男	122	5.05	93	3.85	51	2.11	266	11.01
	女	143	5.92	99	4.10	33	1.37	275	11.39
合计		968	40.08	951	39.38	496	20.54	2 415	100.00

5.2.3　年龄与沙尘天气引发疾病的关系

5.2.3.1　年龄与沙尘天气健康损伤的关系

我们对沙尘天气多发区民勤县与少发区甘谷县的调查研究发现，长期居住在两地的人群（居民）在 12 种常见病的患病率方面有显著不同（图 5-4）。从不同年龄组分析，可以得出如下结论。

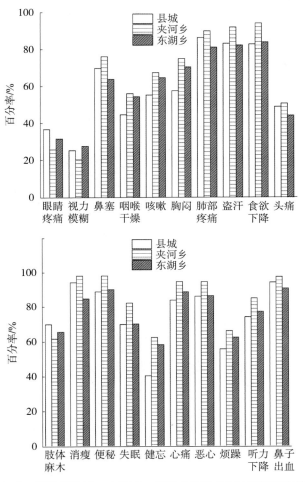

图 5-3　民勤县县城、夹河乡、东湖乡三地 20 种症状调查结果

　　①小于 40 岁的年龄组中，除肺炎、高血压、冠心病的患病率民勤县、甘谷县两地差异无统计学意义外，其余 9 种疾病患病率均为民勤县显著高于甘谷县［图 5-4（a）］；

　　②41～60 岁年龄组中，除高血压、肝炎的患病率两地差异无统计学意义外，其余 10 种疾病患病率均为民勤县显著高于甘谷县［图 5-4（b）］；

　　③61 岁以上年龄组中，除肝炎、胃炎的患病率两地差异无统计学意义外，其余 10 种疾病患病率均为民勤县显著高于甘谷县［图 5-4（c）］。

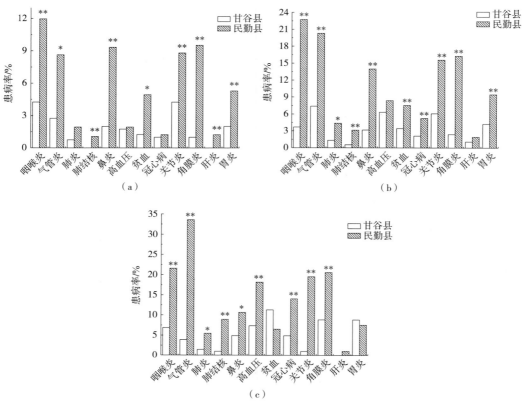

图 5-4　民勤县和甘谷县不同年龄段人群 12 种疾病患病率

（a）40 岁以下；（b）41～60 岁；（c）61 岁以上

注：*$p \leqslant 0.05$，**$p \leqslant 0.01$。

5.2.3.2　沙尘天气健康危害的时间—反应关系

　　沙尘天气对健康损伤的一条重要规律：沙尘天气对人群的健康损伤，随居住年限的增加而增加（图 5-4）。本调查研究发现，在长期居住在沙尘天气频发区民勤县的居民中，18～80 岁的成人中，气管炎、肺结核、高血压、肺炎、冠心病、关节炎、角膜炎等疾病的患病率随着年龄（即居住年限）的增加而升高，年龄为 61 岁以上的老龄组处于疾病高发期，证明沙尘天气对健康的损伤具有一定的时间—反应关系。一方面，这可能是由于随着年龄的增加老年人各种器官功能逐渐退化，生理功能不断下降，代偿能力减弱，防御能力减退，从而成为对沙尘天气危害的敏感人群所致；另一方面则是由于长期暴露于沙尘天气颗粒物污染中的人体，吸入体内的颗粒物逐年增加，不但使颗粒物在体内的剂量越来越高，超过"阈值"，从而引起健康损伤效应，而且使颗粒物的健康损伤效应逐年累积，损伤越来越严重，最终引起疾病发生，导致长期暴露在沙尘天气之下的人群患病率出现随着暴露时间（年限）的增加而多种患病率增加的时间—反应关系。

值得注意的是，不同疾病的发病年龄高峰期不同，导致沙尘天气暴露与引发疾病之间的时间（年限）—反应关系各有不同，表现形式复杂。例如，沙尘天气引发的非典型性尘肺发病高峰期在大于61岁的年龄组，而鼻炎、咽喉炎、贫血、胃炎、肝炎的患病率在41～60岁年龄组最高。其原因，一方面可能与这些疾病本身的发病特性有关；另一方面可能是由于中年人是家庭的主要经济来源，需要有更多的时间在户外工作，因此暴露于沙尘天气的时间较长，加之，不注意采取戴口罩等防尘措施，从而使这些疾病在这个年龄段进入发病高峰期。

5.2.4　民勤县和甘谷县常见疾病患病率的比较及与性别的关系

沙尘天气多发区民勤县与沙尘天气少发区甘谷县人群不同疾病患病率比较结果如下：

①沙尘天气多发区民勤县人群中12种疾病患病率均显著高于沙尘天气少发区甘谷县，表明沙尘天气与这12种疾病的发病相关（图5-5）；

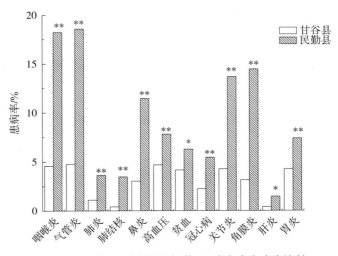

图5-5　民勤县和甘谷县人群12种疾病患病率比较

注：*$p \leq 0.05$，**$p \leq 0.01$。

②在男性中，除高血压、贫血的患病率两地差异无统计学意义外，其余10种疾病患病率均为民勤县显著高于甘谷县（图5-6）；

③在女性中，除肝炎的患病率两地差异无统计学意义外，其余 11 种疾病患病率均为民勤县显著高于甘谷县（图 5-6）。

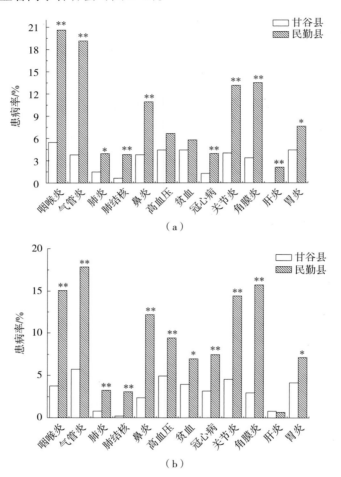

图 5-6　民勤县和甘谷县人群不同性别与 12 种疾病患病率的比较
（a）男性；（b）女性

注：*$p \leqslant 0.05$，**$p \leqslant 0.01$。

值得注意的是，由于疾病的发生除了沙尘天气的影响之外，还可能受其他多种因素的影响，因此，对沙尘天气和性别对这些常见疾病患病率的确切影响还需要进行大量研究，才能获得更精确的结果。

5.2.5　民勤县和甘谷县之间县城或乡镇常见疾病患病率的比较

为了更精准地揭示民勤县和甘谷县在 12 种常见疾病患病率上的差异，在两县县城或乡镇水平分别进行统计比较。研究结果表明，不论县城或乡镇均显示，大多数调查的疾病（11/12）的发病率，均为沙尘天气多发的民勤县大于沙尘天气少发的甘谷县，以此可以证明沙尘天气对健康的影响确实是存在的，而且是严重的（图5-7）。调查分析结果如下：

①民勤县县城与甘谷县县城相比，除肝炎外，其余11种疾病的患病率均为民勤县县城显著高于甘谷县县城。

②民勤县乡镇与甘谷县乡镇相比，除贫血外，其余11种疾病的患病率均为民勤县的乡镇显著高于甘谷县的乡镇。

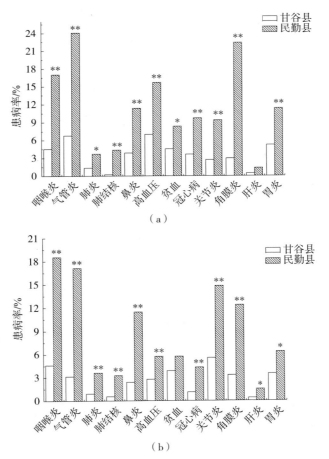

图 5-7　民勤县和甘谷县县城和乡镇居民 12 种疾病患病率比较

（a）县城；（b）乡镇

注：*$p \leqslant 0.05$，**$p \leqslant 0.01$。

5.2.6　沙尘天气对城市和乡村健康影响的比较研究

为了探讨不同工作和生活条件对沙尘天气的健康危害有无影响，本研究对沙尘天气频发的民勤县县城及其周围乡村的 12 种常见疾病患病率进行比较研究。结果证明，在沙尘天气发生频率和强度相同的条件下，人群的工作和生活条件对沙尘天气的健康危害有明显影响（图 5-8）。调查分析结果如下。

①对 12 种常见疾病患病率比较显示，民勤县乡镇人群肺炎、关节炎的患病率显著高于民勤县县城，其原因可能是由于农民经常在田地劳动，且在风沙来临时缺乏防护措施（如戴口罩等），因此农民呼吸系统和骨关节受沙尘天气的影响更加直接和严重。

②对 12 种常见疾病患病率比较显示，高血压、胃炎的患病率则民勤县县城高于民勤县乡镇。其原因可能是由于民勤县是一个经济欠发达地区，其县城居民生活水平比农村高，摄食高脂肪和高胆固醇食物较多、体力活动少、生活节奏紧张等因素导致高血压或胃炎增多。有一项研究报道，广州市居民高血压患病率显著高于周围农村。本研究表明，在沙尘天气频发地区，除了要关注沙尘颗粒物对居民的健康危害，其他危害健康的因素也不容忽视。

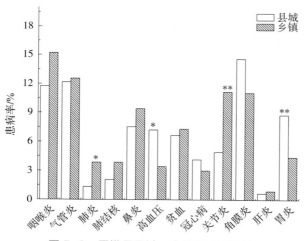

图 5-8　民勤县县城、乡镇患病率比较

注：*$p \leqslant 0.05$，**$p \leqslant 0.01$。

5.2.7 沙漠对乡村健康影响的比较研究

民勤县是一个沙漠面积比较大的地区，不同农村距离沙漠有近有远。为此，本研究对距离沙漠远近不同的两个乡（东湖乡、夹河乡）的 12 种常见疾病的患病率进行了调查分析（图 5-9）。结果发现，在 12 种常见疾病中，东湖乡居民中咽喉炎、肺炎、肺结核、鼻炎、贫血、角膜炎、肝炎 7 种疾病患病率，均高于夹河乡居民。其原因可能与东湖乡的地理位置有关，东湖乡三面都被沙漠包围，甚至有些村舍已经处于沙漠之中，所受沙尘的影响更为严重。这提示我们：距离沙漠越近，受沙尘影响越严重，多种疾病的患病率就越高。

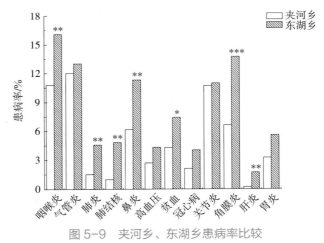

图 5-9 夹河乡、东湖乡患病率比较

注：*$p \leq 0.05$，**$p \leq 0.01$。

5.3 沙尘天气及沙尘颗粒物与非职业性尘肺的关系

5.3.1 职业性尘肺与非职业性尘肺病

尘肺病（pneumoconiosis）是由于在职业活动中长期吸入生产性粉尘并在肺内滞留而引起的，以肺组织弥漫性纤维化为主的全身性疾病。根据《中国卫生健康统计年鉴 2020》和《2020 年我国卫生健康事业发展统计公报》，2020 年全国共报告各类职业病新病例 17 064 例，其中尘肺病占职业病总数的 84% 以上，共 14 367 例，因尘肺病死亡 6 668 例，对我国经济建设和职业人群的生命安全有着严重影响。

尘肺病，一般指职业性沙尘引起的职业性尘肺病（occupational pneumoconiosis），而对于非职业性沙尘引起的人肺综合征类疾病则称为非职业性尘肺病（non occupational pneumoconiosis）。

5.3.2 沙尘是毒性很强的颗粒物

沙尘天气含有的大量悬浮颗粒物是一种典型的非职业性沙尘或粉尘。长期以来人们一直以为这种沙尘的毒性不大，其对健康的影响可以忽略。然而，本调查研究发现，不同沙尘天气对人群的健康影响很大，这种影响可分为急性效应、滞后效应和长期效应。急性效应指沙尘天气发生当天对暴露居民健康产生的不利影响；滞后效应主要表现为沙尘天气发生几天之后才引起暴露居民的呼吸系统、循环系统等疾病发病率增加；长期效应则是在沙尘天气多发区长期居住的居民由于长年累月暴露于沙尘之中而易患多种疾病的现象。然而，沙尘天气及其沙尘颗粒物可否引起尘肺的发生尚需科学研究提供结论性的证据。

5.3.3 沙尘天气长期暴露可以引起非职业性尘肺

5.3.3.1 问题的提出

我国发生沙尘天气的国土面积很大，多年暴露在沙尘天气之下的人口很多，他们长期吸入沙尘颗粒物可否引起非职业性尘肺的问题是关系到沙尘天气多发区广大民众健康的重大问题，虽然以往有一些研究，但是缺乏系统性和大样本流行病学调查研究，很多报道缺乏 X 光胸部透视和拍片资料。为了确证沙尘颗粒物长期暴露与非职业性尘肺的因果关系，我们对此进行了较大样本的调查研究。

5.3.3.2 大样本调查与 X 光胸片确诊

我们选择三面被沙漠包围的沙尘天气多发的甘肃省民勤县进行大样本调查，从2005 年 9 月 19 日开始，历时 3 个月，对从未接触过职业性粉尘的 1 500 名 18 岁以上的农民进行访问和问卷调查，对其中自觉呼吸系统不适的 480 人接送到县医院由放射科大夫进行了 X 光胸透，对胸透中发现有疑点的 81 人进行了 X 光拍片。经过尘肺诊断专家对该 81 张 X 光胸片进行分析，发现 8 例为非职业性尘肺患者，患病率高达 5.33‰。由于他们一直在当地务农，从未接触过职业性粉尘，而是长年暴露于沙尘天气之中，加之，他们的居住地距离沙漠很近，所以我们把这种非职业性尘肺病称为"沙漠尘肺病"或"沙漠尘肺"（desert pneumoconiosis），以别于其他尘肺病（图 5-10）。

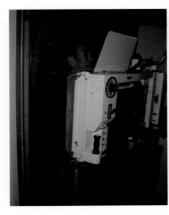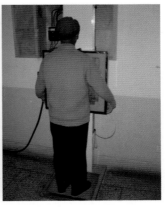

图 5-10　对接受流行病调查的农民进行胸部 X 光拍片

值得注意的是，上述沙漠尘肺患病率是在假设所调查当地未进行 X 光拍片的农民中无人患有沙漠尘肺病的情况下得到的，而实际上漏检的可能性很大，因此，沙漠尘肺的实际患病率可能更高。

5.3.3.3　沙漠尘肺病患者的基本情况

8 例沙漠尘肺病患者的基本情况如表 5-2 所示。

表 5-2　沙漠尘肺患者情况统计

编号	性别	年龄 / 岁	职业	诊断（尘肺）
1	女	61	农民	II +
2	男	59	农民	III
3	男	68	农民	III
4	女	65	农民	II
5	女	71	农民	II +
6	女	72	农民	I
7	女	63	农民	III
8	男	67	农民	III +TB

注：TB 为肺结核。

5.3.3.4 沙漠尘肺病的 X 光胸片及病例报告

将本次调查发现的上述 8 例沙漠尘肺病患者的 X 光胸片和当地 2 例正常人的 X 光胸片列于本文。这 10 位 X 光拍片者均生于当地，长于当地，是从未外出打工、一直在当地务农的职业农民。当地 2 例正常人的 X 光胸片如图 5-11 所示。

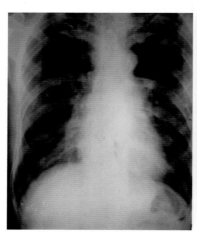 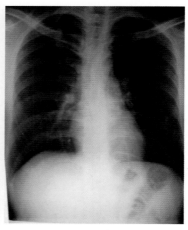

Z×× 男　　　　　　　　W×× 女

图 5-11　当地 2 例正常人 X 光胸片

8 例沙漠尘肺病患者其病例报告如下：

编号 1：M××，女，61 岁，职业农民，民勤县人，无抽烟史，无接触职业粉尘史。2005 年 1 月起出现无明显诱因咳嗽、咳痰，并有胸闷、气短，此后症状逐渐加重。2005 年 9 月 27 日入院检查。查体：体温（T）37.0℃，脉搏（P）90 次 /min，呼吸（R）32 次 /min，血压（BP）14.3/9.6 kPa。双肺叩诊过清音，双肺呼吸音清，双肺下野可闻及 Velcro 音，杵状指、趾（+）。

试验室检查：血常规、肝肾功能正常，心电图正常。

辅助检查：血沉 5 mm/ 第 1 小时，连续 3 次查痰抗酸杆菌均阴性。尿常规正常。肿瘤系列阴性，结明试验阴性，痰查瘤细胞阴性。血气分析：PaO_2 7 424 mmHg，$PaCO_2$ 3 209 mmHg。

胸部 X 线显示胸廓对称，右膈面黏连，双肺弥漫类圆形小阴影，以 p、q 影为主，密集度右中下、左中下为 2 级，右上及左上为 1 级，右下及左中下小阴影聚集有融合趋势。胸片与正常片对比，已经出现小阴影聚集，确诊为沙漠尘肺 II⁺ 期

［图 5-12（a）］。

　　编号 2：J××，男，59 岁，民勤县人，职业农民，34 年抽烟史，无接触职业粉尘史。2005 年 1 月 13 日出现咳嗽、胸闷等症状，初认为是感冒，但一直未有好转。2005 年 9 月 26 日入民勤县人民医院拍片，发现左上肺出现 2.5 cm×3.0 cm 大阴影，右上肺出现 3.0 cm×3.0 cm 大阴影，被诊断为沙漠尘肺Ⅲ期［图 5-12（b）］。

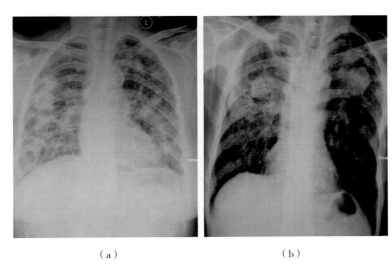

（a）　　　　　　　　　　　　（b）

图 5-12　沙漠尘肺病患者 X 光胸片

（a）编号 1：M××（女）沙漠尘肺Ⅱ⁺期；（b）编号 2：J××（男）沙漠尘肺Ⅲ期

　　编号 3：W××，男，68 岁，民勤县人，职业农民，36 年抽烟史，无接触职业粉尘史。2005 年 2 月出现咳嗽、气喘、胸闷等症状。2005 年 9 月 22 日入民勤县人民医院拍片，发现左上肺出现 3.0 cm×4.0 cm 大阴影，右上肺出现小阴影聚集，诊断为沙漠尘肺Ⅲ期［图 5-13（a）］。

　　编号 4：W××，女，65 岁，民勤县人，职业农民，家庭妇女，无抽烟史，无接触职业粉尘史。2005 年 8 月 15 日自觉身体不适，呼吸不畅，气短。2005 年 10 月 26 日入民勤县人民医院拍片，发现左上肺出现密集度为 1/0 的小阴影，左中、下肺分别出现密集度为 2/1、2/2 的小阴影，右中、下肺分别出现密集度为 1/1、2/2 的小阴影。由于出现总体密集度为 1 级的小阴影且分布范围超过 4 个肺区，被诊断为沙漠尘肺Ⅰ⁺期［图 5-13（b）］。

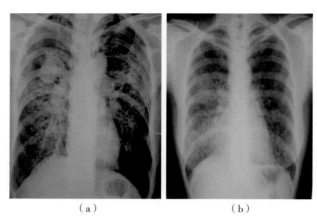

（a） （b）

图 5-13 沙漠尘肺病患者 X 光胸片

（a）编号 3：W××（男）沙漠尘肺Ⅲ期；（b）编号 4：W××（女）沙漠尘肺Ⅰ⁺期

编号 5：Z××，女，71 岁，民勤县人，职业农民，家庭妇女，25 年抽烟史，无接触职业粉尘史。2005 年 5 月 1 日感觉胸闷、气喘，入民勤县东湖医院以哮喘病接受治疗，症状有所缓解。2005 年 9 月 23 日症状加重，入民勤县人民医院拍片，发现左上中肺出现小阴影聚集，左下肺出现小阴影，右上肺出现小阴影聚集，右中肺出现疑似大阴影，右下肺出现小阴影，被诊断为沙漠尘肺Ⅱ⁺期［图 5-14（a）］。

编号 6：T××，女，72 岁，民勤县人，职业农民，家庭妇女，无抽烟史，无接触职业粉尘史，有哮喘史 42 年。2005 年 9 月 20 日入民勤县人民医院拍片，发现左下肺出现密集度为 1/1 的小阴影，右中肺出现密集度为 2/1 的小阴影。由于出现密集度为 1 级的小阴影且分布范围达到 2 个肺区，被诊断为沙漠尘肺Ⅰ期［图 5-14（b）］。

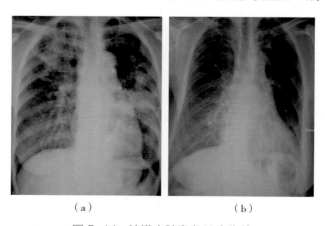

（a） （b）

图 5-14 沙漠尘肺患者 X 光胸片

（a）编号 5：Z××（女）沙漠尘肺Ⅱ⁺期；（b）编号 6：T××（女）沙漠尘肺Ⅰ期

　　编号 7：W××，女，63 岁，民勤县人，职业农民，家庭妇女，无抽烟史，无接触职业粉尘史。自我感觉胸部不适有 20 多年，但一直未就医。2005 年 9 月 25 日胸部不适症状加重，并有呼吸不畅症状，入民勤县人民医院检查、拍片，发现左中肺出现 6.0 cm×7.0 cm 大阴影，右上肺出现条索状阴影，被诊断为沙漠尘肺 III 期［图 5-15（a）］。

　　编号 8：D××，男，67 岁，民勤县人，职业农民，无抽烟史，无接触职业粉尘史。2003 年 7 月 25 日入民勤县医院检查、拍片，被诊断为肺结核并接受治疗。2005 年 10 月 2 日入院拍片检查，发现左中肺出现 3.0 cm×4.0 cm 大阴影，被诊断为肺结核并发沙漠尘肺 III 期［图 5-15（b）］。

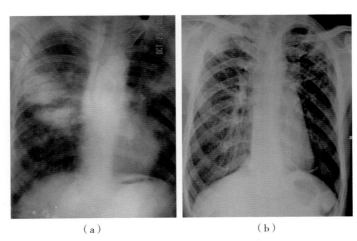

（a）　　　　　　　　　　　　（b）

图 5-15　沙漠尘肺患者 X 光胸片

（a）编号 7：W××（女）沙漠尘肺 III 期；（b）编号 8：D××（男）肺结核并发沙漠尘肺 III 期

5.3.4　沙尘颗粒物是沙漠尘肺的病因

5.3.4.1　国内外对沙漠尘肺研究的状况

　　与职业性尘肺相比，非职业性尘肺的研究报道很少，而沙漠尘肺方面的研究报道更少。Policard 等（1952）首次报道在非洲撒哈拉沙漠地区发现有非职业性尘肺患者。之后，世界各国不断有沙漠尘肺病的报道。1955 年，Goldberg 报道在以色列内盖夫沙漠地区发现有沙漠尘肺病患者。1969 年，Fossati 发现在利比亚沙漠也存在有沙漠尘肺病患者。1979 年，Sherwin 等报道在美国的加利福尼亚州发现有 7 例非职业性尘肺，其中 5 人为葡萄园工人，2 人为当地农民。Fennerty 在 1983 年报道在巴基斯坦发现 1 位 77 岁的男子，他终身以农为生，却患有沙漠尘肺。1991 年，Saiyed 报道了在喜马拉雅的沙漠地区也有沙漠尘肺。Mathur 等（1997）报道在印度西北部塔尔沙漠农村地区的农民有沙漠尘肺患者（desert lung syndrome），患病率为 0.041‰。在印度喜马拉雅山区的一些村庄（如 Ladakh 地区），村民以农业为生，这里没有矿产和工厂，有的是频繁发生的沙尘暴，大气颗粒物中游离二氧化硅（SiO_2）的比例高达 60%～70%，流行病调查显示该地区沙漠尘肺的发生率为 2.0%～45.3%，与沙尘暴的严重程度密切相关（Norboo et al.，2004）。50 岁以上的村民不同程度地患有尘肺病，肺中无机沙尘的化学分析表明：石英（quartz）占 16%～21%，元素硅总量为 54%，这与居住环境中采集的沙尘样品中的硅含量类似，显然，肺中的尘粒来源于生活环境中的沙尘，而非工业场所。

风沙环境对肺部健康的影响在我国学界也引起了关注。我国在 1993 年的一项研究曾报道，长期接触过量沙漠尘可促进沙漠肺（desert lung）的形成，老年人群患病者较多，患者中可出现轻度阻塞性肺功能改变，X 光胸片检查表现为双肺粟粒状阴影或阴影融合，但这种病对患者日常生活影响不大。同年，又有一个报告指出，对甘肃省肃南沙漠地区 395 位当地居民的 X 光胸片进行分析，发现尘肺患病率为 7%，而且年龄越大患病率越高，40 岁以上年龄组患病率高达 21%。对河西走廊地区多种家畜、家禽的肺组织进行研究发现，在这里普遍地存在着动物尘肺。在新疆维吾尔自治区且末县阿热勒乡调查发现，年龄在 45 岁以上的维吾尔族男性农民 120 人中，排除从事过石棉矿、水泥厂等粉尘作业的人员，共检出 21 例风沙尘肺患者，患病率为 17.5%，其中有的合并有肺结核或肺心病，这与且末县地处塔克拉玛干沙漠边缘、居民常年遭受沙尘暴或扬沙侵袭有关。对沙尘天气频发的新疆塔里木地区 116 名石油职工和 120 名当地居民进行 X 光胸片检查，发现石油工人、当地居民的尘肺患病率分别为 2%、6.9%。

5.3.4.2　沙尘是沙漠尘肺病的病因

本次在民勤县调查的 1 500 例年龄在 18 岁以上的农民中，确诊 8 例患非职业性尘肺病，患病率达 5.33‰。民勤县是一个几乎没有工业污染的农业区，由于三面被腾格里和巴丹吉林两大沙漠包围，终年沙尘天气不断。本研究所发现的尘肺患者均为生于当地、长于当地、始终务农、从未接触过生产性粉尘的老年农民，平均年龄在 65 岁以上，说明他们的尘肺病是由于长期暴露于沙尘天气中高浓度沙尘颗粒物而引发的。我们对民勤县 10 年（1994—2003 年）统计发现当地共发生沙尘天气 413 次，平均每年 40 余次，而且多为扬沙、沙尘暴等恶劣天气。据 2004 年和 2005 年我们在民勤县的采样分析，沙尘天气中 PM_{10} 浓度达 120.79 μg/m³，$PM_{2.5}$ 浓度达 84.67 μg/m³，当地居民长期吸入这些沙尘天气中的沙尘颗粒物，在肺组织中逐年积累，尽管在大气环境中的浓度低于生产车间，但由于当地居民终日、终生地吸入，到了一定年限，或者到了晚年，在肺组织中会积累高浓度的沙尘，从而导致尘肺的发生。由于这种尘肺主要发生在沙尘天气频发区，而这些地区往往是沙漠地区或临近沙漠的地区，所以我们建议将这种尘肺定名为"沙漠尘肺病"或"沙漠尘肺"（desert pneumoconiosis）。

5.3.5　沙尘天气多发区要重视沙漠尘肺和结核病的预防

5.3.5.1　加强个人卫生防护，预防沙漠尘肺和结核病的流行

沙漠尘肺在发病初期并无特殊征兆，可能会伴有呼吸急促、胸闷、气短等症状，与普通呼吸系统疾病很难鉴别，往往被患者所忽视。加之，当地居民已经习惯了沙尘天气，对沙尘危害健康的知识也不是很了解，到医院检查才发现已患了尘肺病，很难治愈。因此，当地公共卫生和环境保护部门除了应加强沙尘天气的治理、增加保健事业的投资，还应加强环境卫生知识的普及和宣传工作。在沙尘天气来临时，当地居民应采取积极的应对措施，避免或减少对沙尘颗粒物的吸入。如遭遇暴露情况，应立即戴口罩，以防沙尘进入呼吸系统，预防沙漠尘肺的发生。

流行病学调查、临床研究、动物试验和尸解资料均已证明尘肺与肺结核密切相关，尘肺易合并结核，称为尘肺结核，治疗效果不佳，预后较差。我们对民勤县沙漠尘肺的调查也发现，沙漠尘肺也比较容易合并结核病。因此，沙尘天气频发地区要严格控制肺结核病的流行。

5.3.5.2　沙尘天气暴露人群众多，卫生部门要加大预防卫生的投资

据统计，目前我国职业性尘肺患病率为 3% 左右。与职业性尘肺相比，民勤县

沙漠尘肺的患病率虽然低于我国职业性尘肺患病率，但由于沙尘天气频发区面积辽阔，暴露居民数以百万计，所以沙漠尘肺在我国患病总人数可能会很多。例如，民勤县农业人口目前有 30 余万人，以本次调查所得的患病率 5.33‰ 进行推测，推测有 1 691 人患有这种沙漠尘肺。由此可知，在沙尘暴多发区，沙漠尘肺病的预防与治疗应引起医疗卫生部门的关注。

6 沙尘颗粒物对健康影响的毒理机制

沙尘天气，特别是沙尘暴可使大气中的沙尘颗粒物浓度急剧增加。一般来说，粒径 10 μm 的颗粒物为可吸入颗粒物，在空气中可持续飘浮 4～9 h，1 μm 的颗粒物在 19～98 d 才能降到地面，更小的如 0.4 μm 颗粒物的则需要 120～140 d 才能落地。在空气中飘浮时间越长的小颗粒物，越容易吸附有害气体、重金属元素、有机污染物、病原性微生物等，对健康的毒性作用也越大。当颗粒物进入呼吸道后，其上附着的有害物质可对呼吸道产生刺激和腐蚀作用，使呼吸道的防御系统遭到破坏，如影响巨噬细胞的吞噬功能，则可导致机体免疫功能下降，容易引起多种疾病。由于 $PM_{2.5}$、PM_{10} 可沉积在气管和支气管，$PM_{2.5}$ 可到达肺泡，因此，沙尘天气对人体健康的危害主要是来自大气中剧增的颗粒物——PM_{10} 或 $PM_{2.5}$。本章主要对有关沙尘 $PM_{2.5}$ 的毒性作用及其机制的研究进行论述。

6.1 沙尘颗粒物对肺泡巨噬细胞毒性作用的体外研究

肺泡巨噬细胞（AM）广泛分布于肺泡内及支气管表面，形成肺组织的第一道防线，是肺脏的重要免疫防御细胞，占肺部巨噬细胞数的 99%。巨噬细胞不但是清除肺部吸入的颗粒物的主要细胞，而且也是一种分泌和调节细胞，能阻止肺部受损后其他细胞的激活，有促进肺部炎症缓解的作用。由于巨噬细胞能生成和释放多种细胞因子、弹力蛋白酶、活性氧或自由基等，因而在抗菌、抗肿瘤、抵御外源化合物以及许多肺部疾病的发病中起十分重要的作用，当肺泡巨噬细胞功能受抑制或损害时，容易导致肺部感染、肺气肿或肺组织的其他病变。

大气中悬浮的 PM_{10} 或 $PM_{2.5}$ 颗粒进入气道后主要随其大小、轻重的差异，通过惯性冲撞或重力沉降作用而黏附或沉积在不同水平的气道黏膜上，其中大约 30% 沉积在中小气道、10%～15% 沉积在肺泡区。沉积在气管、支气管、细支气管内的颗粒物，可通过气道的上皮纤毛运动，排到咽喉部被咳出或被吞入消化道，沉积在肺泡内的颗粒物则可被巨噬细胞吞噬。一些毒性较大的颗粒物（如游离 SiO_2）被肺泡巨噬细胞吞噬后能使细胞发生自溶，如果剂量较大且危害时间较长，可导致尘肺等病变的产生。因此，观察颗粒物对肺泡巨噬细胞的损伤作用可反映它们对机体的毒性大小。

为研究沙尘颗粒物对肺泡巨噬细胞的损伤作用及其机制，我们选择甘肃省武威市和内蒙古包头市作为采样点，采集正常天气（晴朗且各大气污染物未超标的天气）和沙尘暴天气下的大气 $PM_{2.5}$，分别称为正常天气样品和沙尘暴样品。通过体外试验观察各样品颗粒物悬浮液、水提取物、有机提取物对原代培养的大鼠肺泡巨噬细胞存活率、细胞膜通透性、膜脂流动性、胞质内游离 Ca^{2+} 浓度以及脂质过氧化作用（LPO）等的影响，并对不同成分的毒性作用进行比较。

6.1.1　沙尘天气 $PM_{2.5}$ 各组分的提取

采用 $PM_{2.5}$ 大流量大气采样器（Thermo Andersen）24 h 连续采样，以石英纤维滤膜（美国 Whatman 公司）收集颗粒物。采样时间为 2004 年 3—5 月，采样地点选择两个：一个位于甘肃省武威市环境监测站四楼楼顶（101°49′～104°43′E，36°29′～39°27′N）；一个位于内蒙古自治区包头市医学院四楼楼顶（109°50′～111°25′E，41°20′～42°40′N），离地高度约 15 m。根据当地气象局和环保监测站资料区分正常天气 $PM_{2.5}$ 样品和沙尘暴 $PM_{2.5}$ 样品。正常天气样品采自既无风沙又无污染的正常晴朗天气，沙尘暴样品采自强风将地面大量尘沙吹起，水平能见度很低的天气。根据《环境空气质量标准》（GB 3095—2012），武威市、包头市皆属于二类区（即城镇规划中确定的居住区、商业交通居民混合区、文化区、一般工业区和农村地区），大气质量分级执行二级标准。两个城市不同种类的样品按照分类原则选择一些典型的日期分别进行合并，以利于试验的完整性和一致性。每份载有样品的滤膜平均分为 3 份：一份用来制备 $PM_{2.5}$ 颗粒物悬浮液；一份用来制备水提取物溶液；一份用来制备有机提取物溶液。

从 24 h 采集 $PM_{2.5}$ 样品的滤膜上提取 $PM_{2.5}$ 颗粒物、水提取物和有机提取物，分别占滤膜 $PM_{2.5}$ 质量的百分比（提取率）为 50.62%、10.36% 和 3.10%。由此可见，$PM_{2.5}$ 颗粒物的提取率最高，有机提取物的提取率最低。水提取物的提取率约为有机提取物的 3.3 倍。

6.1.2　沙尘天气 PM$_{2.5}$ 对肺泡巨噬细胞的毒性作用

在无菌操作条件下，将大鼠麻醉后，腹主动脉放血致死，暴露气管和肺，用灭菌消毒的磷酸盐缓冲液（PBS，pH=7.2）灌洗双肺，收集肺泡灌洗液（BALF），然后经过离心、纯化等步骤获得肺泡巨噬细胞进行体外原代培养。将肺泡巨噬细胞随机分组如下：

用不同地区（武威市、包头市）、不同天气（沙尘暴和正常天气）下采集的 PM$_{2.5}$ 颗粒物制成生理盐水悬液分别以终浓度 33 μg/mL、100 μg/mL、300 μg/mL 对原代培养的肺泡巨噬细胞进行处理，以灭菌后的生理盐水为对照组。继续培养 4 h，收集细胞及细胞培养液，进行各项指标的测定。

用上述 PM$_{2.5}$ 颗粒物的水提取物，分别以终浓度 75 μg/mL、150 μg/mL、300 μg/mL 对原代培养的肺泡巨噬细胞进行处理，以灭菌后的生理盐水为对照组。继续培养 4 h，如上处理和测定。

用上述 PM$_{2.5}$ 颗粒物的水提取物，分别以终浓度 25 μg/mL、50 μg/mL、100 μg/mL 的有机提取物处理原代培养的肺泡巨噬细胞，以相应浓度的二甲基亚砜（DMSO）生理盐水溶液为对照组。继续培养 4 h，如上处理和测定。研究结果发现，PM$_{2.5}$ 沙尘颗粒物可对肺泡巨噬细胞产生多种毒性作用。

6.1.2.1　对细胞存活率的影响

MTT 法是测定细胞存活率最常用的方法，因为活细胞的线粒体中存在与辅酶 II（NADP）相关的脱氢酶，可将黄色的四甲基偶氮唑盐（MTT）还原为可溶于 DMSO 的蓝紫色物质（Formazan），而死细胞中该脱氢酶的活性丧失，故 MTT 不能被还原，因而可根据吸光值确定细胞的存活程度。

图 6-1 显示，正常天气样品和沙尘暴样品各组分对大鼠肺泡巨噬细胞细胞存活率影响相似，细胞存活率随各样品处理浓度升高而降低，当颗粒物和水提取物达到 300 μg/mL、有机提取物达到 100 μg/mL 时，细胞存活率与各自对照组相比显著降低（$p < 0.05$）。

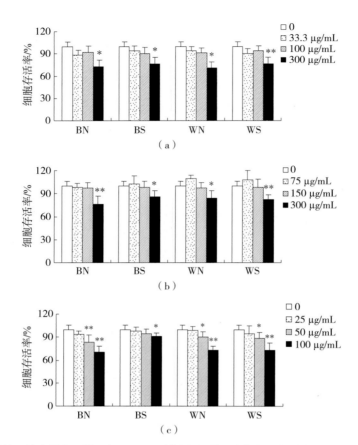

图 6-1　不同地区沙尘暴和正常天气 PM$_{2.5}$ 及其水提取物和有机提取物对大鼠肺泡巨噬细胞的毒性

（a）PM$_{2.5}$；（b）PM$_{2.5}$ 水提取物；（c）PM$_{2.5}$ 有机提取物

注：BN：包头市正常天气样品；BS：包头市沙尘暴样品；WN：武威市正常天气样品；WS：武威市沙尘暴样品。每一处理中，$n=6$；与对照组相比，*$p \leqslant 0.05$，**$p \leqslant 0.01$。

　　在同一浓度下，同一地区沙尘暴 PM$_{2.5}$ 和水提取物与正常天气样品之间、包头市正常天气与武威市正常天气样品之间以及包头市沙尘暴与武威市沙尘暴样品之间，对细胞存活率影响的差异在统计学上均无意义。但在高浓度（100 μg/mL）下，包头市沙尘暴 PM$_{2.5}$ 有机提取物样品比包头市正常天气 PM$_{2.5}$ 有机提取物样品对细胞的毒性显著降低。

　　本研究结果证明：①无论正常天气颗粒物或者沙尘暴颗粒物对于巨噬细胞的存活均显示有毒性作用，且其毒性作用随颗粒物剂量增加而增加。②在污染严重的地区，正常天气颗粒物有机提取物对巨噬细胞的毒性作用大于沙尘暴颗粒物有机提取物，表明沙尘颗粒物吸附的有毒有机物较少。③在不同地区（农业城市武威市和工业城市包头市）和不同天气（正常天气和沙尘暴）$PM_{2.5}$生理盐水溶液对巨噬细胞存活率的影响在统计学上未见差异。由此推想，颗粒物对巨噬细胞存活的毒性作用可能主要是由颗粒物固体核所致，当不同地区或天气下采集的颗粒物其固体核的化学组成相同或相似时，将导致它们的毒性作用不存在差异。

6.1.2.2　对细胞脂质过氧化损伤的影响

组织细胞中硫代巴比妥酸反应物（TBARS）含量增加水平的高低，反映了组织细胞遭受脂质过氧化损伤的大小；而组织细胞中谷胱甘肽（GSH）含量的减少，反映了组织细胞抵抗脂质过氧化损伤能力的大小。因此，这两个毒理学终点往往被用来检测环境污染物对生物机体造成损伤的潜在能力。

用正常天气颗粒物和沙尘暴颗粒物处理体外培养的大鼠肺部巨噬细胞，随着处理浓度增大，正常天气颗粒物和沙尘暴颗粒物都有使 TBARS 含量增加、GSH 含量减少的趋势。当正常天气和沙尘暴颗粒物或水提取物浓度达到 300 μg/mL 时，与各自对照组相比，细胞内 TBARS 含量显著升高、GSH 水平显著降低。当有机提取物浓度达到 100 μg/mL 时，正常天气颗粒物使 GSH 含量显著降低、TBARS 含量显著升高，而沙尘暴颗粒物的有机提取物对细胞内 GSH 和 TBARS 含量的影响与各自对照组相比未见显著差异，说明沙尘暴 $PM_{2.5}$ 有机提取物对细胞脂质过氧化与抗氧化作用的影响小于正常天气 $PM_{2.5}$ 有机提取物。

6.1.2.3　对细胞生物膜的毒性作用

巨噬细胞培养液中胞外乳酸脱氢酶（LDH）活性的升高，可以反映巨噬细胞膜受损细胞数量的增加，而胞外酸性磷酸酶（ACP）活性的变化不仅可反映质膜是否受损，还能反映溶酶体膜是否完整。

正常天气和沙尘暴样品颗粒物浓度为 300 μg/mL 时，既可使巨噬细胞培养液中 LDH 活性显著升高，也可使 ACP 活性显著升高，并存在一定的剂量—效应关系；而水提取物或有机提取物仅可使 LDH 活性显著升高（图 6-2）。

这些研究结果说明，正常天气颗粒物和沙尘暴颗粒物以及二者的水提取物或有机提取物均可使巨噬细胞膜受到损伤，使细胞膜通透性增加；颗粒物还可使溶酶体破裂、ACP 释放，而水提取物和有机提取物对溶酶体影响不大。

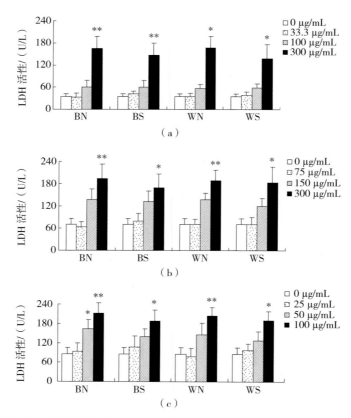

图 6-2　不同地区沙尘暴和正常天气 PM$_{2.5}$ 及其水提取物和有机提取物

对肺泡巨噬细胞培养液中 LDH 活性的影响

（a）PM$_{2.5}$；（b）PM$_{2.5}$ 水提取物；（c）PM$_{2.5}$ 有机提取物

注：BN：包头市正常天气样品；BS：包头市沙尘暴样品；WN：武威市正常天气样品；WS：武威市沙尘暴样品。每一处理中，$n=6$；与对照组相比，*$p \leqslant 0.05$，**$p \leqslant 0.01$。

6.1.2.4　对细胞膜酶活性的影响

环境污染物对细胞膜酶活性的影响不仅可以反映环境污染物对细胞膜的损伤作用，还可以反映其对细胞膜功能的效应。我们的研究证明，正常天气颗粒物和沙尘暴颗粒物均对大鼠肺巨噬细胞膜 Na$^+$K$^+$-ATP 酶和 Ca^{2+}Mg^{2+}-ATP 酶活性有显著抑制作用（图 6-3）。

用正常天气样品颗粒物处理大鼠肺巨噬细胞，当颗粒物浓度≥100 μg/mL 时，可使巨噬细胞膜 Na$^+$K$^+$-ATP 酶和 Ca^{2+}Mg^{2+}-ATP 酶活性显著下降；而用沙尘暴样品颗粒物处理大鼠肺巨噬细胞，当颗粒物浓度达到 300 μg/mL 才可引起巨噬细胞膜

Na^+K^+-ATP 酶和 $Ca^{2+}Mg^{2+}$-ATP 酶活性显著下降。

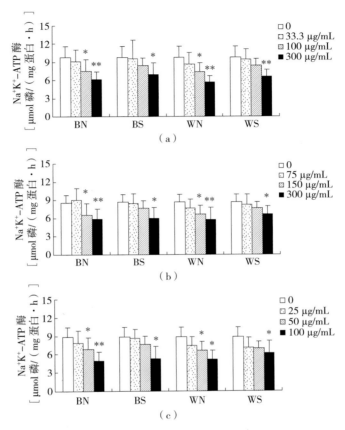

图 6-3 不同地区沙尘暴和正常天气 $PM_{2.5}$ 及其水提取物和有机提取物对
肺泡巨噬细胞膜 Na^+K^+-ATP 酶活性的影响

（a）$PM_{2.5}$；（b）$PM_{2.5}$ 水提取物；（c）$PM_{2.5}$ 有机提取物

注：BN：包头市正常天气样品；BS：包头市沙尘暴样品；WN：武威市正常天气样品；WS：武威市沙尘暴样品。每一处理中，$n=4$；与对照组相比，$*p \leqslant 0.05$，$**p \leqslant 0.01$。

用正常天气和沙尘暴颗粒物的水提取物处理大鼠肺巨噬细胞，当浓度达到 300 μg/mL 时，可使巨噬细胞膜 Na^+K^+-ATP 酶和 $Ca^{2+}Mg^{2+}$-ATP 酶活性受到显著抑制。

用正常天气颗粒物和沙尘暴颗粒物的有机提取物处理大鼠肺巨噬细胞，可使巨噬细胞膜 Na^+K^+-ATP 酶活性受到显著抑制，但对 $Ca^{2+}Mg^{2+}$-ATP 酶的抑制未见统计学意义。

总之，沙尘暴 $PM_{2.5}$ 及其水溶性和脂溶性提取物均可抑制巨噬细胞膜 ATP 酶的活性，但 $PM_{2.5}$ 及其水溶性提取物的抑制效应大于有机提取物，同时也说明 Na^+K^+-ATP 酶对颗粒物的毒性作用比 $Ca^{2+}Mg^{2+}$-ATP 酶更为敏感。

6.1.2.5 对细胞膜表层和膜脂流动性的影响

细胞膜的流动性不仅与细胞膜的功能密切相关，而且与细胞膜对环境的适应性密切相关。为此，我们对沙尘颗粒物可否影响大鼠巨噬细胞膜流动性的问题进行了研究，结果发现沙尘 $PM_{2.5}$ 颗粒物对巨噬细胞膜的流动性有显著效应，且工业污染严重的包头市正常天气 $PM_{2.5}$ 中的有机提取物毒性大于农业城市武威市 $PM_{2.5}$，也大于沙尘暴 $PM_{2.5}$。

本研究采用代表细胞膜表层（膜脂极性基区）流动性的 8- 苯胺基 -1- 萘磺酸盐（8-Anilino-1-naphthalene sulfonic，ANS）荧光强度和代表膜脂疏水区流动性的 1,6- 二苯基 -1,3,5- 己三烯（1,6-Diphenyl-1,3,5-hexatriene，DPH）荧光偏振度做标志，两者增强代表膜流动性减小，相反，则代表膜流动性增强。研究结果如下：

用正常天气 $PM_{2.5}$ 和沙尘暴 $PM_{2.5}$ 生理盐水溶液处理体外培养的大鼠巨噬细胞均可使膜流动性增大。而两者的水提取物使巨噬细胞膜流动性减小。对此，我们的理解：$PM_{2.5}$ 颗粒物固体核可引起膜流动性增大，而颗粒物表面吸附的水溶性提取物具有引起膜流动性减小的作用，对其化学成分的毒性作用尚待进一步研究。

在不同地区和天气状态下采集的 $PM_{2.5}$ 颗粒物的有机提取物中，除包头市正常天气 $PM_{2.5}$ 有机提取物使细胞膜表层和膜脂流动性显著降低外，其余样品对膜流动性影响都不大，提示包头市正常天气 $PM_{2.5}$ 中的有机提取物毒性大于武威市 $PM_{2.5}$，也大于沙尘暴 $PM_{2.5}$。

6.1.2.6 对胞质游离 Ca^{2+} 浓度的影响

用不同地区和天气状态下采集的 $PM_{2.5}$ 颗粒物处理体外培养的大鼠巨噬细胞，发现随不同样品 $PM_{2.5}$ 颗粒物浓度的增大，胞质内游离 Ca^{2+} 浓度均会增加，存在一定的剂量依赖关系（图 6-4）。与对照组相比，当颗粒物浓度达到 $300 \ \mu g/mL$ 时，各处理组中细胞质 Ca^{2+} 浓度均显著升高。

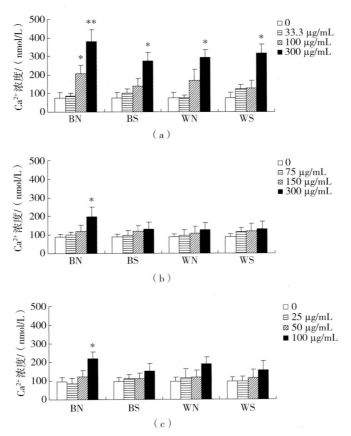

图 6-4　不同地区沙尘暴和正常天气 PM$_{2.5}$ 及其水提取物和有机提取物
对肺泡巨噬细胞胞质内游离 Ca^{2+} 浓度的影响

（a）PM$_{2.5}$；（b）PM$_{2.5}$ 水提取物；（c）PM$_{2.5}$ 有机提取物

注：BN：包头市正常天气样品；BS：包头市沙尘暴样品；WN：武威市正常天气样品；WS：武威市沙尘暴样品。每一处理中，n=4～6；与对照组相比，*p≤0.05，**p≤0.01。

　　另外，包头市正常天气 PM$_{2.5}$ 的水提取物和有机提取物均可使胞质 Ca^{2+} 浓度显著升高，但两地沙尘暴 PM$_{2.5}$ 样品，无论是水提取物，还是有机提取物，对胞质内 Ca^{2+} 浓度变化影响甚微。

　　总之，研究表明，就对胞质游离 Ca^{2+} 浓度的影响而言，包头市正常天气 PM$_{2.5}$ 的毒性大于武威市正常天气 PM$_{2.5}$；沙尘暴 PM$_{2.5}$ 颗粒物毒性大于其水提取物和有机提取物。

　　进一步可以推理：颗粒物的毒性不是固体核＋水提取物＋有机提取物之和，因为颗粒物中还有很多种化学成分尚未被提取出来，创建更为精确的化学提取和分析方法将是颗粒物毒理学研究的重要任务。

6.1.2.7　对细胞炎性因子分泌的影响

用不同浓度的沙尘暴 $PM_{2.5}$（20 μg/mL、50 μg/mL、100 μg/mL、150 μg/mL）处理原代培养的大鼠肺泡巨噬细胞，然后检测细胞因子白细胞介素 8（IL-8）、肿瘤坏死因子-α（TNF-α）和 NO 含量的变化。结果显示，沙尘暴 $PM_{2.5}$ 能刺激大鼠肺泡巨噬细胞分泌炎性因子 NO、IL-8 和 TNF-α。

6.1.3　沙尘天气 $PM_{2.5}$ 不同组分对肺泡巨噬细胞的毒性比较

本次两地样品采集地均位于市区内，发生沙尘暴的时间大部分在 3 月，具有一定的可比性。从两个城市采集的正常天气 $PM_{2.5}$ 和沙尘暴 $PM_{2.5}$ 对大鼠肺泡巨噬细胞的毒理试验结果来看，沙尘暴 $PM_{2.5}$ 同非沙尘暴 $PM_{2.5}$ 一样，都可对肺泡巨噬细胞造成氧化损伤，引起质膜通透性、流动性及胞质内 Ca^{2+} 浓度发生变化，导致细胞存活率下降。但是，由于采集的样品类别不同、地域不同、提取的组分不同，对肺泡巨噬细胞造成的损害也不尽相同。

6.1.3.1　武威市和包头市 $PM_{2.5}$ 毒性作用的比较

①武威市沙尘暴 3 种组分，即 $PM_{2.5}$、$PM_{2.5}$ 水提取物、$PM_{2.5}$ 有机提取物对肺泡巨噬细胞的效应与包头市沙尘暴相似。

②两地正常天气 $PM_{2.5}$ 样品中，虽然 $PM_{2.5}$ 对肺泡巨噬细胞的影响基本相同，但包头市 $PM_{2.5}$ 水提取物与 $PM_{2.5}$ 有机提取物的毒性大于武威市，可能与包头市的工业污染比武威市严重有关。主要表现：在高剂量下，包头市 $PM_{2.5}$ 水提取物与 $PM_{2.5}$ 有机提取物都造成了胞质游离 Ca^{2+} 浓度显著升高，而武威市 $PM_{2.5}$ 水提取物与 $PM_{2.5}$ 有机提取物未产生显著影响。此外，包头市 $PM_{2.5}$ 有机提取物可使 ANS 荧光强度和 DPH 荧光偏振度显著升高，武威市 $PM_{2.5}$ 有机提取物无此效应。

6.1.3.2　不同天气 $PM_{2.5}$ 的毒性作用比较

在正常天气 $PM_{2.5}$ 与沙尘暴 $PM_{2.5}$ 的比较中，如果对肺泡巨噬细胞的作用剂量相同，则正常天气 $PM_{2.5}$ 的毒性大于沙尘暴 $PM_{2.5}$。主要表现：在高剂量下，正常天

气 $PM_{2.5}$ 水提取物和有机提取物可使胞质 Ca^{2+} 浓度显著升高（其中有机提取物还使细胞 TBARS 和 GSH 含量显著改变）、颗粒物使 DPH 荧光偏振度显著降低，而沙尘暴 $PM_{2.5}$ 没有这些影响效果。

但是，由于沙尘暴来临时，大气 $PM_{2.5}$ 的质量浓度显著高于正常天气，从而使沙尘暴天气对肺泡巨噬细胞的影响要大于正常天气。

6.1.3.3 沙尘天气 $PM_{2.5}$ 对细胞毒性作用的生物化学机理的探讨

（1）沙尘天气 $PM_{2.5}$ 脂质过氧化作用

GSH 是广泛存在于生物体内的小分子三肽化合物，除直接和间接参与体内激素代谢、生物大分子合成等许多功能活动外，还可与毒物分子及其代谢物发生结合反应降低毒物毒性或通过氧化还原反应降低毒物的过氧化作用，使含巯基酶（如 ATP 酶）免于被重金属和氧化剂损伤（或导致变性），因而在拮抗氧化性毒物、维持细胞内 Ca^{2+} 稳态、调节酶活性中发挥重要作用。

TBARS 是细胞膜脂质过氧化反应中的分解产物，包括大部分氧化损伤产生的醛酮类物质，是衡量脂质过氧化的一个较好的指标。GSH 下降和 TBARS 增高，提示细胞抗氧化能力降低、脂质过氧化作用增强，细胞可能受到一定程度的氧化应激或氧化损伤。

（2）沙尘暴 $PM_{2.5}$ 对膜流动性和细胞内环境稳定性的毒性作用

细胞膜的流动性，包括膜脂和膜蛋白的流动，是重要的生物活性指标，是细胞进行生命活动的必要条件。膜脂流动性的基础是磷脂的运动，它包括磷脂分子在脂平面内的平移运动、绕其本身长轴的旋转运动、分子围绕膜垂直方向的左右摆动及从脂双层一边翻转到另一边的运动等，膜脂流动性异常（不管是增大还是减小）会导致细胞受损甚至死亡。

细胞膜上的 Na^+K^+-ATP 酶在维持细胞内低 Na^+ 高 K^+ 的离子环境中起重要作用。每消耗 1 个 ATP 分子运出 3 个 Na^+、运进 2 个 K^+。

细胞膜上的 $Ca^{2+}Mg^{2+}$-ATP 酶主要负责将 Ca^{2+} 泵出细胞外，以维持细胞内低浓度的 Ca^{2+} 稳态环境。每消耗一个 ATP 分子就可转运出 2 个 Ca^{2+}。

细胞膜上的 $Ca^{2+}Mg^{2+}$-ATP 酶和 Na^+K^+-ATP 酶活性下降，可导致细胞膜对 Na^+、K^+、Ca^{2+} 等阳离子通透性增加，引起细胞内 K^+ 含量减少、Ca^{2+} 浓度上升，产生一系列不良后果。

细胞对许多外界环境和激素等刺激做出的反应是通过胞质中游离 Ca^{2+} 浓度变化来传递的，当受到刺激（如质膜受损而 $Ca^{2+}Mg^{2+}$-ATP 酶活性下降）时，胞外 Ca^{2+} 通过 Ca^{2+} 通道的开启进入胞内或由胞内内质网、线粒体等细胞器向胞质释放出 Ca^{2+}，使细胞质内游离 Ca^{2+} 浓度增加，钙稳态平衡被破坏。胞质 Ca^{2+} 浓度升高到一定程度时，可激活钙调蛋白激酶并启动一系列反应，起到错误传递细胞外信号的作用。因此，细胞内 Ca^{2+} 是介导细胞生理与病理作用的重要信使，其浓度异常升高可引起细胞的急慢性损伤甚至死亡。有研究表明，氧化应激可伤及细胞膜钙通道和钙泵，增加 Ca^{2+} 内流，对细胞内 Ca^{2+} 浓度升高有重要影响。同时，胞质内 Ca^{2+} 浓度上升又会导致更多自由基或活性氧的产生，从而引发一系列毒理效应，甚至导致细胞死亡。

（3）沙尘暴 $PM_{2.5}$ 对细胞炎症反应的毒性作用

NO 具有多种生物活性，是启动细胞内信号传导系统的一个重要环节。炎症反应时 NO 合成增加，能调节多种免疫细胞的活性并影响炎症反应的发生发展。沙尘暴 $PM_{2.5}$ 能使巨噬细胞分泌 NO 增加，且具有剂量—效应关系，提示沙尘暴颗粒物能诱导肺泡巨噬细胞的炎症反应。

TNF-α 是内皮活化因子，在炎症时可促进中性粒细胞、嗜酸性粒细胞等与内皮细胞的黏附，以利于其向炎症部位迁移并可增强其细胞毒性。

IL-8 是趋化因子家族的细胞因子，能吸引多种炎性细胞向炎症区域浸润。细胞因子 IL-8 和 TNF-α 在炎症过程中发挥多种效应。沙尘暴 $PM_{2.5}$ 能剂量依赖性地使巨噬细胞分泌 TNF-α、IL-8 增加，提示沙尘暴颗粒物对肺泡巨噬细胞可产生炎性效应。

（4）沙尘暴 $PM_{2.5}$ 及其提取物毒性作用的比较分析

众所周知，细胞受到损伤以后，如不能及时修复，最终将导致细胞凋亡或坏死。因此，细胞存活率反映的是细胞总体的受损情况。本研究中，沙尘暴 $PM_{2.5}$ 及其水提取物和有机提取物均可导致肺泡巨噬细胞内 LDH 外渗和细胞存活率下降，但从对细胞造成一般毒性作用的程度来看，颗粒物＞水提取物＞有机提取物，因为在 3 种组分处理肺泡巨噬细胞的过程中，在高剂量下，$PM_{2.5}$ 可引起所有检测指标的显著改变，水提取物可引起 ACP 活性和 Ca^{2+} 浓度以外的所有指标的显著改变，而有机提取物只引起 LDH 活性和细胞存活率的显著改变。

PM$_{2.5}$ 对肺泡巨噬细胞毒性作用较大的原因可能与颗粒物不溶的固体核有很大关系。研究发现，沉积在肺组织和肺泡巨噬细胞上的大气颗粒物可引起 TNF-α 和内皮素 -1（ET-1）大量产生，主要是由颗粒物不溶成分引起的；大气 PM$_{10}$ 不溶成分比水提取物能诱导肺泡巨噬细胞产生更多的细胞因子如 IL-6、TNF-α、MCP-1，且能诱导肺泡巨噬细胞发生凋亡。大气 PM$_{2.5}$ 介导的肺泡巨噬细胞反应（如释放 TNF-α、MIP-β 等）也主要由不溶成分产生。由此推测，沙尘暴 PM$_{2.5}$ 导致的细胞膜流动性增大，可能与颗粒物不溶成分（即固体核）有关；而沙尘暴 PM$_{2.5}$ 的水提取物与有机提取物都会使膜表层和膜脂流动性减小。然而，不溶成分影响膜脂流动性的机理尚未被完全阐明。

ACP 主要存在于溶酶体，起消化异物的作用，当肺泡巨噬细胞溶酶体吞噬的颗粒物量太多或毒性太大时，溶酶体会发生破裂，释放 ACP 等酸性水解酶，导致细胞自溶，这被认为是尘肺病的发病原理之一，其中颗粒物的不溶成分（固体核）起很大作用。正常天气与沙尘暴 PM$_{2.5}$ 均使细胞培养液中 ACP 活性增加，说明它们对溶酶体产生了损害，而水提取物与有机提取物无此效应。

沙尘暴 PM$_{2.5}$ 水提取物比 PM$_{2.5}$ 有机提取物对肺泡巨噬细胞的毒性作用大，其原因可能是武威市和包头市均位于沙漠附近，遭受的沙尘暴在短途迁移过程中，未经过有机污染重的地区，PM$_{2.5}$ 上吸附的有毒有机污染物较少。对此尚待对有机提取物进行化学分析和毒理学研究进一步阐明。

（5）沙尘暴 PM$_{2.5}$ 对巨噬细胞毒性作用的步骤

综上所述，沙尘暴 PM$_{2.5}$ 对肺泡巨噬细胞的损伤主要来自颗粒物及其水提取物。沙尘暴 PM$_{2.5}$ 还可致肺泡巨噬细胞中的溶酶体损伤，使其中的 ACP 等酸性水解酶进入细胞，导致肺泡巨噬细胞损伤。沙尘暴 PM$_{2.5}$ 及其水提取物可以引起脂质过氧化损伤（细胞 GSH 显著下降和 TBARS 显著上升），在其介导下，细胞膜表层和膜脂流动性改变、质膜 Na$^+$K$^+$-ATP 酶和 Ca^{2+}Mg^{2+}-ATP 酶活性降低，膜通透性和胞质内游离 Ca^{2+} 浓度增加，细胞存活率下降。而且，这些指标的变化是紧密关联的：膜脂流动性和质膜 ATP 酶对氧化损伤异常敏感，易受到脂质过氧化的影响，而膜脂流动性改变以及质膜 Na$^+$K$^+$-ATP 酶和 Ca^{2+}Mg^{2+}-ATP 酶活性降低常常导致钙稳态的破坏与细胞损伤的发生，甚至引起细胞死亡。氧化损伤的发动者——过量自由基或活性氧，既可以是沙尘暴 $PM_{2.5}$ 本身所携带，也可以经由 Fenton 反应或线粒体氧化磷酸化异常而产生。然而，究竟沙尘暴 $PM_{2.5}$ 颗粒成分与水提取物含有哪些物质，它们是如何与肺泡巨噬细胞发生作用而导致其遭受氧化损伤的，有待于进一步研究。

6.2　沙尘颗粒物对细胞 DNA 损伤作用的研究

为了研究沙尘颗粒物对细胞 DNA 的损伤作用，我们采用在 2004 年武威市和包头市采集的正常天气 $PM_{2.5}$ 样品和沙尘暴 $PM_{2.5}$ 样品。通过体外试验，分别观察 $PM_{2.5}$ 及其水提取物、有机提取物对大鼠肺泡巨噬细胞细胞 DNA 的损伤作用。通过体内试验，观察不同地区或不同天气采集的 $PM_{2.5}$ 制成的悬浮液对大鼠肺组织细胞 DNA 的损伤作用。

6.2.1　沙尘暴 $PM_{2.5}$ 致肺泡巨噬细胞 DNA 损伤

6.2.1.1　体外研究及结果

本研究分别用包头市和武威市沙尘暴和正常天气下采集的 $PM_{2.5}$ 及其水提取物、有机提取物，对体外培养的大鼠原代肺泡巨噬细胞进行染毒，然后运用单细胞凝胶电泳技术（SCGE）检测 DNA 的损伤。DNA 损伤参数采用国际上常用的 OTM 表示，结果如图 6-5 所示。

本研究得到如下结果：

①包头市正常天气和沙尘暴与武威市正常天气和沙尘暴 4 种天气下的各种 $PM_{2.5}$ 样品均可引起细胞 DNA 损伤，且随 $PM_{2.5}$ 处理浓度的增加而损伤增大。

② $PM_{2.5}$ 及其有机提取物，即使在低浓度（33.3 μg/mL 或 25 μg/mL）下，也可使 DNA 受损伤的程度显著升高。

③包头市沙尘暴 $PM_{2.5}$ 比包头市正常天气 $PM_{2.5}$ 对 DNA 损伤作用显著降低；在高浓度下，武威市沙尘暴 $PM_{2.5}$ 比武威市正常天气 $PM_{2.5}$ 对 DNA 损伤作用也显著降低。

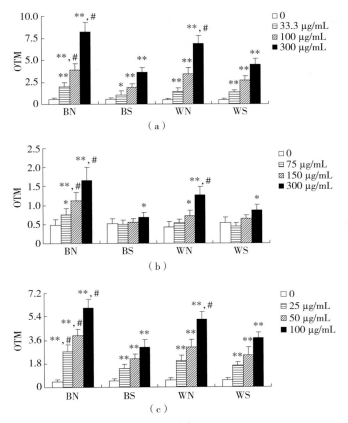

图 6-5　不同地区沙尘暴和正常天气 PM$_{2.5}$ 及其水提取物、有机提取物对
大鼠肺泡巨噬细胞 DNA 的损伤作用

（a）PM$_{2.5}$；（b）PM$_{2.5}$ 水提取物；（c）PM$_{2.5}$ 有机提取物

注：BN：包头市正常天气样品；BS：包头市沙尘暴样品；WN：武威市正常天气样品；WS：武威市沙尘暴样品；颗粒物是指从采集膜上收集到的 PM$_{2.5}$ 颗粒物。每一处理中，$n=6$；与对照组相比，$*p \leqslant 0.05$，$**p \leqslant 0.01$，与同一地区沙尘暴样品相比，$^{\#}p \leqslant 0.05$。

④对于 PM$_{2.5}$ 水提取物，包头市和武威市正常天气 PM$_{2.5}$ 水提取物比各自沙尘暴 PM$_{2.5}$ 水提取物对 DNA 损伤作用更大，且环境污染较严重的包头市正常天气 PM$_{2.5}$ 水提取物在低浓度（75 μg/mL）下就可引起 DNA 损伤显著增加。

6.2.1.2　沙尘 PM$_{2.5}$ 及其提取物致 DNA 损伤的比较分析

研究表明，包头市和武威市正常天气和沙尘暴 PM$_{2.5}$ 及其水提取物、有机提取物均能对肺泡巨噬细胞的 DNA 造成损伤，且具有剂量依赖关系（图 6-5）。

包头市和武威市沙尘暴 PM$_{2.5}$ 及其有机提取物与正常天气 PM$_{2.5}$ 及其有机提取

物，在低浓度就可对大鼠肺泡巨噬细胞 DNA 有显著损伤作用。然而 $PM_{2.5}$ 水提取物引起的损伤较小，在高浓度（300 µg/mL）时才对大鼠肺泡巨噬细胞 DNA 有显著损伤作用。结果表明，$PM_{2.5}$ 对细胞 DNA 的损伤作用主要是由颗粒物及其有机提取物引起的，水提取物对细胞 DNA 的损伤作用较小。颗粒物对肺泡巨噬细胞影响大的原因可能与颗粒中的不溶成分（固体核）有很大关系。

包头市沙尘暴比包头市正常天气，无论是 $PM_{2.5}$ 还是其水提取物或有机提取物，对肺泡巨噬细胞 DNA 的损伤均显著降低，这可能是因为包头市是一个大气污染较严重的重工业城市，其正常天气 $PM_{2.5}$ 比沙尘暴 $PM_{2.5}$ 所含有毒污染物较多有关。

包头市沙尘暴 $PM_{2.5}$ 和武威市沙尘暴 $PM_{2.5}$ 及其水提取物或有机提取物相比，它们之间没有显著性差异，推测两地沙尘暴的化学组分可能相似，对此有待化学分析确定。

包头市正常天气的 $PM_{2.5}$ 及其水提取物和有机提取物引起的损伤比武威市正常天气的 $PM_{2.5}$ 及其水提取物和有机提取物引起的损伤较大，这可能与包头市的重工业比武威市发达，环境污染较严重，吸附在 $PM_{2.5}$ 上有毒的化学污染物较多有关。

6.2.1.3　沙尘 $PM_{2.5}$ 及其提取物致 DNA 损伤的机理分析

一般认为，$PM_{2.5}$ 与巨噬细胞作用后可释放活性氧，攻击细胞生物大分子 DNA。同时，$PM_{2.5}$ 可激活肺泡巨噬细胞上的一氧化氮合酶，产生 NO，NO 又与活性氧中极不稳定的 O_2^{-} 形成稳定的 $ONOO^{-}$，后者也可直接攻击细胞生物大分子 DNA。$PM_{2.5}$ 中的有机提取物（如有机多环芳烃类、有机酸组分和极性化合物组分）与水提取物（如重金属 Ni、Cd、Cr 等）可直接或间接作用于 DNA，引起 DNA 断裂或加合物形成。除此之外，$PM_{2.5}$ 也可通过直接产生活性自由基而作用于 DNA，诱导 DNA 链断裂。

众所周知，$PM_{2.5}$ 的遗传毒性与其表面吸附的成分有密切联系，而水提取物以可溶性无机化学物为主。一些研究指出，沙尘暴 $PM_{2.5}$ 水提取物中以 $CaSO_4$ 含量最多，其主要离子按其所占比例高低依次为 $SO_4^{2-}>Ca^{2+}>NO_3^->Cl^->NH_4^+>Na^+$；而正常天气 $PM_{2.5}$ 水提取物中以 NH_4NO_3 含量最多，其主要离子按其所占比例高低依次为 $SO_4^{2-}>NO_3^->NH_4^+>Cl^->Ca^{2+}>K^+$。此外，$PM_{2.5}$ 水提取物中还含有少量有毒金属离子（如 Fe^{2+}、Cu^{2+}、Pb^{2+}、Cr^{6+}），这些金属离子可能通过 Fenton 反应生成活性氧种类（ROS），后者可进攻 DNA 分子，导致单链断裂（SSB）、双链断裂（DSB）以及碱基损伤。另外，其他可溶性离子（如 Ca^{2+}、SO_4^{2-}、NO_3^-、NH_4^+ 等）的增加也会对细胞产生毒性效应。

有关沙尘暴 $PM_{2.5}$ 有机提取物的研究表明，沙尘暴 $PM_{2.5}$ 有机提取物总量较正常天气 $PM_{2.5}$ 有机提取物少，正常天气 $PM_{2.5}$ 有机提取物中石油残留物和多环芳烃类化合物（PAHs）含量较沙尘暴 $PM_{2.5}$ 多。石油残留物和 PAHs 均可与 DNA 作用形成 DNA 加合物，导致 DNA 损伤，这可能是正常天气 $PM_{2.5}$ 有机提取物比沙尘暴 $PM_{2.5}$ 有机提取物对细胞 DNA 损伤作用严重的主要原因。

就颗粒物整体化学分析而言，无论沙尘暴 $PM_{2.5}$ 还是正常天气 $PM_{2.5}$ 均以地壳元素 Fe、Al、Ca、Na、Mg、Ti 等为主要组成部分，两种 $PM_{2.5}$ 均含有一定量的 Cu、Zn、Pb、As 等有害金属元素。然而，沙尘暴 $PM_{2.5}$ 中上述地壳元素急剧增加，比正常天气 $PM_{2.5}$ 均升高数倍，而上述有害金属元素在沙尘暴 $PM_{2.5}$ 中含量比正常天气降低。有害金属元素含量的减少，以及有毒有机物（如 PAHs）含量的减少，可能是沙尘暴 $PM_{2.5}$ 毒性较正常天气 $PM_{2.5}$ 毒性偏小的原因。总之，由于沙尘暴和正常天气 $PM_{2.5}$ 及其水提取物和有机提取物均由多种化学成分组成，且它们对细胞的毒性作用也可能各有不同，所以这些不同化学成分对颗粒物毒性作用的贡献情况尚需进一步研究。

综上所述，沙尘暴 $PM_{2.5}$ 对肺泡巨噬细胞的遗传毒性作用主要来自颗粒物整体或有机提取物。尽管在最高处理剂量下，沙尘暴 $PM_{2.5}$ 比正常天气 $PM_{2.5}$ 对 DNA 损伤显著降低，但由于沙尘暴来临时，大气 $PM_{2.5}$ 质量浓度急剧升高，如本研究在采样期间武威市沙尘暴天气时 $PM_{2.5}$ 质量浓度为正常天气的 2.46 倍（武威市正常天气平均为 61.94 μg/m³，沙尘暴天气平均为 152.47 μg/m³）、包头市沙尘暴天气时 $PM_{2.5}$ 质量浓度为正常天气的 3.27 倍（包头市正常天气平均为 77.18 μg/m³，沙尘暴天气平均为 252.56 μg/m³）。由此，如果考虑 $PM_{2.5}$ 浓度的影响，根据剂量—效应关系，则沙尘暴 $PM_{2.5}$ 的总毒性效应将会大大增加。由此可知，沙尘天气，特别是沙尘暴的健康危害应引起重视。

6.2.2　沙尘暴 $PM_{2.5}$ 对肺细胞 DNA 损伤作用

为了探讨沙尘暴 $PM_{2.5}$ 吸入肺部以后对肺组织细胞 DNA 的损伤作用，我们进行了大鼠体内染毒试验。采用封闭式气管注入染毒法，分别用包头市或武威市沙尘暴和正常天气下不同浓度（1.5 mg/kg、7.5 mg/kg、37.5 mg/kg）的 $PM_{2.5}$ 颗粒物悬液给大鼠染毒，然后运用 SCGE 技术检测 $PM_{2.5}$ 对大鼠肺细胞 DNA 的损伤作用。结果发现，沙尘暴 $PM_{2.5}$ 吸入可引起肺组织细胞 DNA 损伤，且呈现显著的剂量依赖性关系。具体结果如图 6-6 所示。

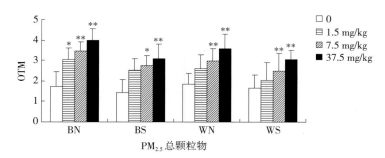

图 6-6　不同地区沙尘暴 $PM_{2.5}$ 对大鼠肺细胞 DNA 的损伤

注：BN：包头市正常天气 $PM_{2.5}$ 样品；BS：包头市沙尘暴 $PM_{2.5}$ 样品；WN：武威市正常天气 $PM_{2.5}$ 样品；WS：武威市沙尘暴 $PM_{2.5}$ 样品。每一处理中，$n=6$；与对照组相比，$*p \leq 0.05$，$**p \leq 0.01$。

①包头市正常天气、沙尘暴与武威市正常天气、沙尘暴 $PM_{2.5}$ 均可引起肺细胞 DNA 损伤增加，且呈显著的剂量依赖性关系。在 1.5 mg/kg 剂量下，包头市正常天气组中肺细胞 DNA 的损伤已显著增加；在 7.5 mg/kg、37.5 mg/kg 剂量下，各组中肺细胞 DNA 的损伤均显著升高。

②正常天气 $PM_{2.5}$ 比沙尘暴 $PM_{2.5}$ 在同一浓度下对细胞 DNA 的损伤较大。但同一地区的沙尘暴 $PM_{2.5}$ 与正常天气 $PM_{2.5}$ 之间、包头市正常天气 $PM_{2.5}$ 与武威市正常天气 $PM_{2.5}$ 之间以及包头市沙尘暴 $PM_{2.5}$ 与武威市沙尘暴 $PM_{2.5}$ 之间均无显著性差异。

③沙尘颗粒物对肺细胞 DNA 损伤的机理。本研究结果发现，沙尘暴 $PM_{2.5}$ 和正常天气 $PM_{2.5}$ 对肺细胞 DNA 均有严重的损伤作用，其可能的机理：吸入体内的 $PM_{2.5}$ 到达肺组织后，一方面，$PM_{2.5}$ 本身吸附的有毒物质和自由基可直接攻击肺细胞生物大分子 DNA，$PM_{2.5}$ 也可通过与细胞内不同组分交互作用而产生 ROS 和不同自由基，诱发 DNA 链断裂；另一方面，$PM_{2.5}$ 激活肺泡巨噬细胞上的一氧化氮合酶（NO synthase，NOS），产生 NO，NO 又与活性氧中极不稳定的 O_2^{-} 形成稳定的 $ONOO^{-}$，后者可直接攻击细胞 DNA 分子，导致 DNA 损伤。此外，$PM_{2.5}$ 可吸附许多复杂的有机与无机组分，如有机多环芳烃类及重金属 Ni、Cd、Cr 等。它们可直

接或间接作用于 DNA，引起 DNA 断裂或加合物形成。

武威市与包头市工业水平不同，大气污染程度不同，但两地沙尘暴 $PM_{2.5}$ 对细胞 DNA 的损伤作用，在两地之间并无明显差异。由此推论，两地沙尘暴 $PM_{2.5}$ 所含遗传毒性物质可能类似。在相同处理剂量下沙尘暴 $PM_{2.5}$ 与正常天气 $PM_{2.5}$ 对细胞 DNA 损伤作用也无显著差异，但由于沙尘暴来临时，大气 $PM_{2.5}$ 质量浓度急剧升高，所以沙尘暴 $PM_{2.5}$ 的毒性效应将会大大增加。

6.3 沙尘颗粒物对机体氧化损伤作用的研究

为了研究沙尘颗粒物吸入对机体的氧化损伤作用，我们通过体内试验观察包头市和武威市正常天气和沙尘暴 $PM_{2.5}$ 悬浮液对大鼠肺、心和肝脏的氧化应激效应，探讨 $PM_{2.5}$ 对多种组织器官的毒作用及其机制。

6.3.1 沙尘暴 $PM_{2.5}$ 对超氧化物歧化酶活性的影响

超氧化物歧化酶（superoxide dismutase，SOD）是生物体系中抗氧化酶系的重要组成成员，广泛分布在微生物、植物、动物及人体内。为了探讨沙尘颗粒物对机体引起氧化损伤的机理，我们研究了不同地区、不同天气下 $PM_{2.5}$ 对大鼠不同器官组织 SOD 酶活性的效应。研究发现，沙尘 $PM_{2.5}$ 可引起大鼠肺、肝脏 SOD 酶活性降低。具体结果如表 6-1 所示。

①包头市正常天气、沙尘暴，以及武威市正常天气、沙尘暴 4 种天气下的 $PM_{2.5}$ 均可引起大鼠肺、肝脏 SOD 酶活性逐渐降低，而心脏 SOD 酶活性无显著性变化。

②包头市正常天气 $PM_{2.5}$ 在 1.5 mg/kg 剂量下可使肺 SOD 酶活性显著降低，且随剂量增高而加剧；肝脏 SOD 酶活性也随着染毒剂量增加而降低，但只有在高剂量染毒（37.5 mg/kg）下才达到显著降低。

③4 种天气下的 $PM_{2.5}$，在同一剂量下，对大鼠肺、肝脏和心 3 种脏器 SOD 酶活性的影响均无显著性差异。

表 6-1　不同地区和天气 $PM_{2.5}$ 对大鼠 3 种脏器 SOD 酶活性

（U/mg protein）的影响

脏器	处理剂量 /（mg/kg）	包头市正常天气 $PM_{2.5}$	包头市沙尘暴 $PM_{2.5}$	武威市正常天气 $PM_{2.5}$	武威市沙尘暴 $PM_{2.5}$
肺	0	4.34 ± 0.34	3.96 ± 0.54	4.01 ± 0.39	4.28 ± 0.48
	1.5	3.51 ± 0.28*	3.84 ± 0.28	3.56 ± 0.28	3.93 ± 0.32
	7.5	3.23 ± 0.46*	3.26 ± 0.41*	3.06 ± 0.31*	3.27 ± 0.26*
	37.5	3.04 ± 0.52**	3.13 ± 0.52*	2.79 ± 0.26**	3.07 ± 0.19*
心	0	3.99 ± 0.41	4.05 ± 0.49	3.86 ± 0.29	4.20 ± 0.54
	1.5	3.83 ± 0.41	3.95 ± 0.36	3.82 ± 0.58	4.09 ± 0.38
	7.5	3.79 ± 036	3.93 ± 0.38	3.95 ± 0.36	3.91 ± 0.57
	37.5	3.73 ± 0.56	3.97 ± 0.29	3.77 ± 0.23	3.99 ± 0.16
肝脏	0	1.96 ± 0.34	2.13 ± 0.52	1.89 ± 0.46	1.76 ± 0.29
	1.5	1.65 ± 0.47	1.95 ± 0.13	1.78 ± 0.26	1.69 ± 0.32
	7.5	1.57 ± 0.26	1.76 ± 0.35	1.63 ± 0.45	1.53 ± 0.42
	37.5	1.37 ± 0.48*	1.54 ± 0.31*	1.48 ± 0.15*	1.33 ± 0.28*

注：表内数据均用 $\bar{x} \pm s$ 表示，试验次数 $n=6$；与对照组相比，*$p \leq 0.05$；**$p \leq 0.01$。

6.3.2　沙尘暴 $PM_{2.5}$ 对谷胱甘肽含量的影响

谷胱甘肽（GSH）是机体内重要的抗氧化物质，沙尘颗粒物对组织中 GSH 含量的影响可以反映机体的抗氧化能力的大小，也可以反映沙尘颗粒物引起氧化损伤作用的大小。我们的研究发现，沙尘颗粒物对大鼠肺脏和肝脏 GSH 含量有显著影响，而对心脏 GSH 含量未见影响。

研究结果表明，包头市正常天气、沙尘暴，以及武威市正常天气、沙尘暴 4 种天气下的 $PM_{2.5}$ 均可引起大鼠肺脏 GSH 含量呈剂量依赖性降低，使肝脏 GSH 含量出现先升高后降低的非线性变化特征，而心脏 GSH 含量未见显著性变化（表 6-2）。

表 6-2 不同地区沙尘暴 PM$_{2.5}$ 对大鼠 3 种脏器 GSH 含量
（nmol/mg protein）的影响

脏器	处理剂量 /（mg/kg）	包头市正常天气 PM$_{2.5}$	包头市沙尘暴 PM$_{2.5}$	武威市正常天气 PM$_{2.5}$	武威市沙尘暴 PM$_{2.5}$
肺	0	19.23 ± 2.58	22.23 ± 3.13	17.56 ± 1.29	18.72 ± 1.98
	1.5	17.19 ± 1.69	19.37 ± 2.34	16.26 ± 1.98	17.63 ± 3.08
	7.5	13.24 ± 2.53[*]	17.26 ± 2.48	14.37 ± 3.01	14.97 ± 2.36
	37.5	12.75 ± 1.63[**]	16.23 ± 1.43[*]	12.99 ± 1.69[**]	14.36 ± 0.98[*]
心	0	14.77 ± 1.29	16.38 ± 1.93	17.05 ± 1.35	15.32 ± 2.14
	1.5	14.96 ± 1.76	16.02 ± 2.13	15.37 ± 2.36	15.33 ± 3.39
	7.5	13.65 ± 1.96	16.37 ± 2.46	16.88 ± 2.75	15.03 ± 1.87
	37.5	13.13 ± 1.36	15.33 ± 2.17	15.96 ± 3.34	14.65 ± 2.16
肝脏	0	23.18 ± 1.63	25.14 ± 2.31	27.45 ± 1.96	21.45 ± 2.09
	1.5	25.24 ± 1.89	26.34 ± 2.65	28.15 ± 2.16	23.86 ± 2.48
	7.5	20.46 ± 1.05[*]	23.36 ± 2.75	22.69 ± 1.56[*]	19.55 ± 2.71
	37.5	17.23 ± 3.08[**]	20.87 ± 0.98[*]	20.98 ± 3.12[*]	17.65 ± 1.25[*]

注：表内数据均用 $\bar{x} \pm s$ 表示，试验次数 $n=6$；与对照组相比，*$p \leq 0.05$，**$p \leq 0.01$。

6.3.3 沙尘暴 PM$_{2.5}$ 致脂质过氧化损伤

6.3.3.1 不同天气 PM$_{2.5}$ 致不同脏器氧化损伤

组织细胞中硫代巴比妥酸反应物（TBARS）含量增加的高低，反映了组织细胞遭受脂质过氧化损伤的大小。因此，TBARS 是环境污染物引起氧化损伤的一种生物标志物。

为了阐明沙尘颗粒物对肺、肝脏、心 3 种脏器脂质过氧化损伤作用及其机理，我们采用大鼠体内试验方法，研究包头市正常天气、沙尘暴，以及武威市正常天气、沙尘暴 4 种天气下的 PM$_{2.5}$ 处理大鼠之后，对肺、肝脏、心 TBARS 水平的影响。研究结果表明，这 4 种天气下的 PM$_{2.5}$ 均可引起大鼠肺、肝脏、心 TBARS 水平增高（表 6-3），表明不同天气 PM$_{2.5}$ 均可引起受试器官的脂质过氧化损伤。

表 6-3　不同地区沙尘暴 PM$_{2.5}$ 对大鼠 3 种脏器 TBARS 水平（nmol/mg protein）的影响

脏器	处理剂量 /（mg/kg）	包头市正常天气 PM$_{2.5}$	包头市沙尘暴 PM$_{2.5}$	武威市正常天气 PM$_{2.5}$	武威市沙尘暴 PM$_{2.5}$
肺	0	0.23 ± 0.03	0.24 ± 0.04	0.26 ± 0.06	0.20 ± 0.02
	1.5	0.28 ± 0.03	0.26 ± 0.04	0.28 ± 0.05	0.23 ± 0.02
	7.5	0.33 ± 0.02[*]	0.28 ± 0.03	0.31 ± 0.01	0.27 ± 0.06
	37.5	0.35 ± 0.01[**]	0.31 ± 0.04[*]	0.39 ± 0.06[*]	0.29 ± 0.05[*]
心	0	0.22 ± 0.02	0.19 ± 0.05	0.24 ± 0.03	0.25 ± 0.04
	1.5	0.24 ± 0.03	0.21 ± 0.03	0.25 ± 0.05	0.25 ± 0.03
	7.5	0.25 ± 0.04	0.24 ± 0.07	0.28 ± 0.06	0.27 ± 0.05
	37.5	0.29 ± 0.03[*]	0.25 ± 0.04	0.30 ± 0.07	0.28 ± 0.03
肝脏	0	0.39 ± 0.02	0.42 ± 0.03	0.43 ± 0.04	0.41 ± 0.03
	1.5	0.44 ± 0.03	0.45 ± 0.03	0.46 ± 0.04	0.41 ± 0.05
	7.5	0.50 ± 0.02[*]	0.48 ± 0.04	0.49 ± 0.02[*]	0.48 ± 0.01
	37.5	0.56 ± 0.03[**]	0.50 ± 0.05[*]	0.52 ± 0.03[**]	0.51 ± 0.02[*]

注：表内数据均用 $\bar{x} \pm s$ 表示，试验次数 $n=6$；与对照组相比，[*]$p \leqslant 0.05$，[**]$p \leqslant 0.01$。

6.3.3.2　沙尘 PM$_{2.5}$ 致氧化损伤的机理

SOD 是机体防御活性氧自由基损伤的第一道防线，是清除自由基的最重要的一类酶，尤其是在对超氧阴离子的清除方面 SOD 起关键作用。因此，SOD 在机体抗氧化损伤、抗肿瘤和抗衰老过程中发挥着重要作用。正常情况下，生物体通过抗氧化酶（如 SOD）和非酶类物质（如 GSH）组成的抗氧化防御系统抵抗自由基的侵袭。SOD、GSH 下降和 TBARS 水平增高提示细胞抗氧化能力降低、脂质过氧化作用增强，细胞可能受到一定程度的氧化应激或氧化损伤。

我们之前的研究曾发现，用大气 PM$_{2.5}$ 悬浮液给大鼠灌肺，不但可引起肺组织脂质过氧化损伤，而且对全身所有器官均会有不同程度的脂质过氧化损伤，由此我们提出大气细颗粒物是一种全身性氧化损伤剂和全身性毒物（刘晓莉等，2005）。本次试验发现，沙尘暴 PM$_{2.5}$ 和正常天气 PM$_{2.5}$ 对大鼠肺、心、肝脏均有不同程度的氧化损伤作用，其中对肺的损伤最大，肝脏次之，心最小。这一结果表明沙尘 PM$_{2.5}$ 对所有受试器官均具有氧化损伤作用，与我们之前的研究结果一致。因此，引起氧化损伤可能是沙尘 PM$_{2.5}$ 毒性作用的主要机制之一。

　　一般认为，氧化损伤的发动者是过量自由基或活性氧种类（ROS）。对于沙尘颗粒物致氧化损伤的自由基或 ROS 来说，它们既可能是沙尘暴 $PM_{2.5}$ 本身所携带，也可能是其引发 Fenton 反应（颗粒物上的过渡金属离子可催化此反应）或线粒体氧化磷酸化异常而产生。一项研究采用 EPR 技术检测到 $PM_{2.5}$ 自身含有大量的半醌类自由基，且这些自由基，一方面可以直接攻击细胞 DNA；另一方面可以通过催化 ROS 的产生而间接对 DNA 造成损伤。

　　本试验证实，哺乳类动物不同器官对沙尘颗粒物的易感性有一定差异。肺、肝脏对沙尘颗粒物（沙尘暴 $PM_{2.5}$）或自由基的易感性较强，随着沙尘颗粒物浓度的增加氧化损伤加重，SOD 酶活性明显降低，而心对沙尘颗粒物引起的氧应激反应没有肺、肝脏那么显著，这可能是由于呼吸系统是颗粒物的直接接触者，肺、肝脏、心三者对 $PM_{2.5}$ 的暴露浓度存在差异之故。

　　本试验还发现，正常天气 $PM_{2.5}$ 比沙尘暴 $PM_{2.5}$ 对各测量指标的影响较大，这可能是因为正常天气 $PM_{2.5}$ 吸附了当地工业污染物比来自缺乏有机质的沙漠的沙尘暴 $PM_{2.5}$ 所含有毒污染物较多有关。然而，由于沙尘暴来临时，大气 $PM_{2.5}$ 质量浓度急剧升高，如果考虑 $PM_{2.5}$ 浓度因素的影响，则沙尘暴 $PM_{2.5}$ 的毒性作用将会大大超过正常天气 $PM_{2.5}$ 的毒性作用。

　　此外，本试验发现包头市沙尘暴 $PM_{2.5}$ 和武威市沙尘暴 $PM_{2.5}$ 相比，它们之间没有显著性差异，推测这是两地沙尘暴均起源于我国西北地区的沙漠地带，两者 $PM_{2.5}$ 生理盐水悬浮液的化学组分可能差异较小所致。包头市沙尘暴 $PM_{2.5}$ 和武威市沙尘暴 $PM_{2.5}$ 的有机提取物其化学成分如何，在引发脂质过氧化损伤方面有无差异等问题，尚需进一步研究。

6.4　沙尘颗粒物对人血淋巴细胞遗传毒理学效应的研究

　　为了研究沙尘颗粒物的细胞遗传毒理效应，我们采用沙尘暴和正常天气 $PM_{2.5}$ 及其有机提取物和水提取物处理培养的人外周血淋巴细胞，并运用染色体畸变试验和微核试验（胞质阻断法），比较不同类型的城市大气污染下 $PM_{2.5}$ 对人外周血淋巴细胞染色体的影响。

我们的研究发现，沙尘暴 $PM_{2.5}$ 及其有机提取物均可导致淋巴细胞染色体畸变率显著增高，有丝分裂指数显著下降，各浓度间差异显著，存在剂量—效应关系。因此，沙尘暴 $PM_{2.5}$ 是一种具有明显毒性作用的细胞遗传毒物。

6.4.1 沙尘暴 $PM_{2.5}$ 及其提取物对人外周血淋巴细胞染色体畸变的影响

6.4.1.1 沙尘暴 $PM_{2.5}$ 诱发的染色体畸变（CA）及其类型

我们的研究表明，不同地区（武威市、包头市）沙尘暴 $PM_{2.5}$ 均能引起人血淋巴细胞染色体畸变率增加，主要表现为染色体及染色单体断裂、缺失、成环、形成双着丝粒（染色体桥）、断片等（表 6-4、表 6-5）。不管包括裂隙（看到的裂隙基本为染色单体裂隙）与否，与对照组相比，不同浓度的沙尘暴 $PM_{2.5}$ 均能引起淋巴细胞染色体畸变率增加，有丝分裂指数降低，且具有剂量—效应关系。

统计分析表明，在相同浓度下，正常天气和沙尘暴处理结果相比，包头市正常天气 $PM_{2.5}$ 处理引起的染色体畸变率显著高于沙尘暴 $PM_{2.5}$，而武威市沙尘暴 $PM_{2.5}$ 和正常天气 $PM_{2.5}$ 差异不显著。城市之间相比，只有包头市正常天气 $PM_{2.5}$ 致淋巴细胞染色体畸变率高于武威市（$p < 0.05$），而沙尘暴处理无城市间差异（表 6-4、表 6-5）。

表 6-4 包头市沙尘暴 $PM_{2.5}$ 诱发的 CA 及其类型

处理浓度 /（μg/mL）		有丝分裂指数 /%	染色体结构畸变数目							畸变细胞率 /%	
			A	B	C	D	E	F	G	不包括裂隙	包括裂隙
对照组	0	8.4 ± 0.8	—	6	1	4	—	1		2.00	2.00
正常天气	33	7.5 ± 0.8	—	—	—	29	—		7	4.83**	4.83**
	100	6.1 ± 0.6	—	5	4	32	3	—	4	7.33**	8.00**
	300	4.5 ± 0.4	—	18	9	20	2	5	10	9.00**	10.67**
沙尘暴	33	7.7 ± 0.7	—	2	—	21	—	—	1	3.67*	3.67*
	100	6.6 ± 0.6	—	5	2	24	1	2	2	5.33**	5.83**
	300	5.0 ± 0.5	2	9	9	28	1	2	8	7.50**	8.67**

注：A：染色体断裂；B：染色单体断裂；C：断片；D：缺失；E：环；F：双着丝粒体；G：裂隙。$n=4$，每例分析 150 个血液淋巴细胞。

表 6-5 武威市沙尘暴 $PM_{2.5}$ 诱发的 CA 及其类型

处理浓度 / （μg/mL）		有丝分裂指数 /%	染色体结构畸变数目							畸变细胞率 /%	
			A	B	C	D	E	F	G	不包括裂隙	包括裂隙
对照组	0	8.4 ± 0.8	—	6	1	4		1	—	2.00	2.00
正常天气	33	7.7 ± 0.7	2	12	9	12	—	—	10	4.00**	5.67**
	100	6.3 ± 0.7	3	6	22	12			4	7.17**	7.83**
	300	4.8 ± 0.4	3	28	9	10		3	10	8.67**	10.67**
沙尘暴	33	7.9 ± 0.8	3	8	3	5			6	3.17*	4.17**
	100	6.8 ± 0.6	—	12	8	12			10	5.33**	7.00**
	300	5.2 ± 0.6	6	3	15	28			3	8.50**	9.00**

注：A：染色体断裂；B：染色单体断裂；C：断片；D：缺失；E：环；F：双着丝粒体；G：裂隙。$n=4$，每例分析 150 个血液淋巴细胞。

6.4.1.2 沙尘暴有机提取物对人血淋巴细胞染色体畸变的影响

我们的研究发现，包头市和武威市沙尘暴 $PM_{2.5}$ 有机提取物均可引起人血淋巴细胞染色体畸变率增加、有丝分裂指数降低，具有剂量—效应关系。相同浓度下正常天气 $PM_{2.5}$ 处理的畸变率稍高于沙尘暴处理，而有丝分裂指数稍低于沙尘暴处理，t 检验表明，相同浓度下沙尘暴和正常天气结果相比，只有包头市正常天气结果显著高于沙尘暴，而武威市正常天气和沙尘暴处理结果差异不显著，城市之间只有正常天气的有机提取物处理以包头市显著高于武威市，而沙尘暴有机提取物差异不显著（表 6-6、表 6-7）。

表 6-6 包头市沙尘暴 $PM_{2.5}$ 有机提取物诱发的 CA 及其类型

$PM_{2.5}$ 浓度 / （μg/mL）		有丝分裂指数 /%	染色体结构畸变数目							畸变细胞率 /%	
			A	B	C	D	E	F	G	不包括裂隙	包括裂隙
对照组	0	8.0 ± 0.9	1	10	6	2	—	—	—	3.16	3.16
正常天气	20	7.1 ± 0.7	—	22	3				16	4.67*	6.33**
	40	5.4 ± 0.4	7	30	3				20	6.33**	8.33**
	80	4.4 ± 0.2	9	38	2				27	9.33**	10.83**
沙尘暴	20	7.7 ± 0.5	—	25	1	1			12	4.50*	6.17**
	40	6.6 ± 0.5	6	25	8				15	6.00**	8.00**
	80	5.0 ± 0.4	8	17	16	12		4	10	8.50**	10.16**

注：A：染色体断裂；B：染色单体断裂；C：断片；D：缺失；E：环；F：双着丝粒体；G：裂隙。$n=4$，每例分析 150 个血液淋巴细胞。

表 6-7　武威市沙尘暴 $PM_{2.5}$ 有机提取物诱发的 CA 及其类型

$PM_{2.5}$ 浓度 / （μg/mL）		有丝分裂指数 /%	染色体结构畸变数目							畸变细胞率 /%	
			A	B	C	D	E	F	G	不包括裂隙	包括裂隙
对照组	0	8.0 ± 0.9	1	10	6	2	—	—	—	3.16	3.16
正常天气	20	7.3 ± 0.7	—	3	17	3			5	4.00	4.5*
	40	5.9 ± 0.5	5	4	21	6			9	5.83**	7.33**
	80	4.2 ± 0.5	10	13	14	6			14	7.33**	9.67**
沙尘暴	20	7.4 ± 0.7	—	2	19	3			3	3.83	4.33
	40	6.1 ± 0.7	2	4	24	6			6	5.67**	7.00**
	80	4.4 ± 0.3	6	11	20	4			10	6.83**	8.50**

注：A：染色体断裂；B：染色单体断裂；C：断片；D：缺失；E：环；F：双着丝粒体；G：裂隙。$n=4$，每例分析 150 个血液淋巴细胞。

6.4.1.3　沙尘暴 $PM_{2.5}$ 水提取物对人血淋巴细胞染色体畸变的影响

我们的研究发现，不同地区（包头市和武威市）沙尘暴 $PM_{2.5}$ 水提取物均可引起人血淋巴细胞染色体畸变率增加，有丝分裂指数降低，但是，各处理浓度之间及其与对照组相比，差异均未见显著，表明沙尘暴 $PM_{2.5}$ 水提取物对淋巴细胞的遗传毒性较小（表 6-8、表 6-9）。

表 6-8　包头市 $PM_{2.5}$ 水提取物诱发的 CA 及其类型

处理浓度 / （μg/mL）		有丝分裂指数 /%	染色体结构畸变数目							畸变细胞率 /%	
			A	B	C	D	E	F	G	不包括裂隙	包括裂隙
对照组	0	8.3 ± 0.9	—	16	1	—	—	—	—	2.83	2.83
正常天气	75	7.4 ± 0.8	—	11	7				5	3.00	3.83
	150	6.5 ± 0.8		11	5	4			5	3.33	4.10
	300	5.4 ± 0.4	3	9	10	3		2	6	4.50	5.50
沙尘暴	75	7.6 ± 0.6	—	15	1	2				3.00	3.67
	150	6.7 ± 0.5	1	10	6	5			4	3.67	4.33
	300	5.6 ± 0.5	2	10	2	12			6	4.33	5.33

注：A：染色体断裂；B：染色单体断裂；C：断片；D：缺失；E：环；F：双着丝粒体；G：裂隙。$n=4$，每例分析 150 个血液淋巴细胞。

表 6-9 武威市 PM$_{2.5}$ 水提取物诱发的 CA 及其类型

处理浓度 / （μg/mL）		有丝分裂指数 /%	染色体结构畸变数目							畸变细胞率 /%	
			A	B	C	D	E	F	G	不包括裂隙	包括裂隙
对照组	0	8.3 ± 0.9	—	16	1	—	—	—	—	2.83	2.83
正常天气	30	7.5 ± 0.8	—	10	3	4	—	—	3	2.83	3.33
	90	6.4 ± 0.7	—	10	9	2	—	—	4	3.33	4.00
	270	5.5 ± 0.4	—	10	13	2	—	—	7	3.67	4.67
沙尘暴	30	7.5 ± 0.7	—	10	—	7	—	—	4	2.83	3.50
	90	6.7 ± 0.7	—	10	3	7	—	—	3	3.33	3.83
	270	5.7 ± 0.5	—	14	5	2	—	—	4	3.50	4.16

注：A：染色体断裂；B：染色单体断裂；C：断片；D：缺失；E：环；F：双着丝粒体；G：裂隙。$n=4$，每例分析 150 个血液淋巴细胞。

6.4.2　沙尘暴 PM$_{2.5}$ 对人外周血淋巴细胞微核形成的影响

本研究通过体外试验研究武威市和包头市的沙尘暴和正常天气 PM$_{2.5}$ 及其水提取物和有机提取物对人外周血淋巴细胞微核形成的影响。本研究结果表明，沙尘暴 PM$_{2.5}$ 及其有机提取物均使淋巴细胞微核率显著增高，核分裂指数显著下降，各浓度间差异显著，存在剂量—效应关系，但水提取物处理虽有剂量—效应关系，但各处理浓度之间及其与对照组相比差异均不显著。

6.4.2.1　沙尘暴 PM$_{2.5}$ 对人血淋巴细胞微核形成的影响

不同城市（包头市和武威市）空气 PM$_{2.5}$ 均可引起人血淋巴细胞微核率增加、核分裂指数下降，各浓度处理之间存在显著差异，具有剂量—效应关系，PM$_{2.5}$ 浓度与微核率呈正相关，与核分裂指数呈负相关。相同浓度下，包头市正常天气 PM$_{2.5}$ 引起的微核率显著高于沙尘暴 PM$_{2.5}$ 引起的微核率。武威市沙尘暴和正常天气差异不显著。城市之间相比，只有包头市正常天气 PM$_{2.5}$ 引起的微核率高于武威市，而沙尘暴 PM$_{2.5}$ 处理的微核率无城市间差异（表 6-10、表 6-11）。

表 6-10　包头市沙尘暴 $PM_{2.5}$ 处理的微核率

处理浓度 / （μg/mL）	微核率 /‰		核分裂指数 /%	
	沙尘暴	正常天气	沙尘暴	正常天气
对照组	7.8 ± 0.4	7.8 ± 0.4	2.33 ± 0.13	2.33 ± 0.13
33	8.9 ± 0.6	9.7 ± 0.6	2.17 ± 0.08	2.14 ± 0.04
100	14.9 ± 0.9**	17.2 ± 1.1**	2.09 ± 0.03	1.97 ± 0.07*
300	17.2 ± 1.6**	20.8 ± 1.5**	1.98 ± 0.04*	1.68 ± 0.12**
r	0.997 0**	0.911 4*	−0.888 4*	−0.963 9**

注：r 为相关系数。表内数字为均值 ± 标准差（$\bar{x} \pm s$），与对照组相比，t 检验：*$p \leqslant 0.05$，**$p \leqslant 0.01$。

表 6-11　武威市沙尘暴 $PM_{2.5}$ 处理的微核率

处理浓度 / （μg/mL）	微核率 /‰		核分裂指数 /%	
	沙尘暴	正常天气	沙尘暴	正常天气
对照组	8.6 ± 0.4	8.6 ± 0.4	2.21 ± 0.08	2.21 ± 0.08
33	9.4 ± 0.7	11.2 ± 0.4	2.09 ± 0.12	1.90 ± 0.10
100	14.8 ± 1.2**	15.3 ± 1.6**	2.02 ± 0.14	1.80 ± 0.08*
300	18.0 ± 1.3**	18.8 ± 1.9**	1.86 ± 0.10*	1.67 ± 0.09**
r	0.867 7	0.871 5	−0.957 9**	−0.828 7

注：r 为相关系数。表内数字为均值 ± 标准差（$\bar{x} \pm s$），与对照组相比，t 检验：*$p \leqslant 0.05$，**$p \leqslant 0.01$。

6.4.2.2　沙尘暴 $PM_{2.5}$ 有机提取物对人血淋巴细胞微核形成的影响

不同城市（包头市和武威市）空气 $PM_{2.5}$ 有机提取物可显著引起淋巴细胞微核率增加、核分裂指数降低，各浓度处理之间存在显著差异，具有剂量—效应关系。相同浓度下，包头市正常天气 $PM_{2.5}$ 有机提取物引起的微核率显著高于沙尘暴有机提取物引起的微核率，而武威市沙尘暴和正常天气差异不显著。城市之间只有正常天气 $PM_{2.5}$ 有机提取物的致微核率差异显著，以包头市显著高于武威市，而沙尘暴 $PM_{2.5}$ 有机提取物的致微核率在城市之间差异不显著（表 6-12、表 6-13）。

表 6-12　包头市沙尘暴 PM$_{2.5}$ 有机提取物处理的微核率

处理浓度 /（μg/mL）	微核率 /‰		核分裂指数 /%	
	沙尘暴	正常天气	沙尘暴	正常天气
对照组	8.3 ± 0.5	8.3 ± 0.5	2.13 ± 0.10	2.13 ± 0.10
溶剂对照组	8.7 ± 0.6	8.7 ± 0.6	1.85 ± 0.09	1.85 ± 0.09
20	10.6 ± 0.8**	12.6 ± 0.8**	1.68 ± 0.10	1.63 ± 0.11
40	13.6 ± 0.8**	14.8 ± 1.0**	1.57 ± 0.03*	1.50 ± 0.05*
80	16.7 ± 11**	17.1 ± 1.4**	1.42 ± 0.10**	1.35 ± 0.09**
r	0.976 6**	0.978 2**	−0.984 3**	−0.968 9**

注：r 为相关系数。表内数字为均值 ± 标准差（$\bar{x} \pm s$），与对照组相比，t 检验：*$p \leqslant 0.05$，**$p \leqslant 0.01$。

表 6-13　武威市沙尘暴 PM$_{2.5}$ 有机提取物处理的微核率

处理浓度 /（μg/mL）	微核率 /‰		核分裂指数 /%	
	沙尘暴	正常天气	沙尘暴	正常天气
对照组	8.1 ± 0.5	8.1 ± 0.5	2.15 ± 0.10	2.15 ± 0.10
溶剂对照组	8.5 ± 0.9	8.5 ± 0.4	1.76 ± 0.03	1.76 ± 0.03
20	9.6 ± 0.4**	11.1 ± 0.3**	1.71 ± 0.04	1.62 ± 0.06
40	12.6 ± 0.7**	13.7 ± 0.8**	1.56 ± 0.04*	1.49 ± 0.07**
80	16.4 ± 1.0**	17.5 ± 0.7**	1.46 ± 0.03**	1.34 ± 0.05**
r	0.985 9**	0.997 6**	−0.972 1**	−0.986 9**

注：r 为相关系数。表内数字为均值 ± 标准差（$\bar{x} \pm s$），与对照组相比，t 检验：*$p \leqslant 0.05$，**$p \leqslant 0.01$。

6.4.2.3　沙尘暴 PM$_{2.5}$ 水提取物对人血淋巴细胞微核形成的影响

本研究结果表明，不同城市（包头市和武威市）空气 PM$_{2.5}$ 水提取物可引起人血淋巴细胞微核率增加、核分裂指数降低，并具有剂量—效应关系。统计学分析表明，各浓度之间差异不显著，t 检验表明，相同浓度下沙尘天气与正常天气 PM$_{2.5}$ 处理结果差异不显著，城市之间也无显著差异（表 6-14、表 6-15）。

表 6-14 包头市沙尘暴 $PM_{2.5}$ 水提取物处理的微核率

处理浓度 / （μg/mL）	微核率 /‰		核分裂指数 /%	
	沙尘暴	正常天气	沙尘暴	正常天气
对照组	11.1 ± 0.9	11.1 ± 0.9	1.93 ± 0.11	1.93 ± 0.11
75	12.1 ± 1.2	14.7 ± 1.2	1.90 ± 0.10	1.79 ± 0.08
150	14.1 ± 1.4	17.1 ± 1.3	1.89 ± 0.08	1.79 ± 0.04
300	19.0 ± 1.5	20.3 ± 1.6	1.86 ± 0.11	1.76 ± 0.10
r	0.987 4**	0.978 8**	−0.986 5**	−0.782 7

注：r 为相关系数。表内数字为均值 ± 标准差（$\bar{x} \pm s$），与对照组相比，t 检验：*$p \leqslant 0.05$，**$p \leqslant 0.01$。

表 6-15 武威市沙尘暴 $PM_{2.5}$ 水提取物处理的微核率

处理浓度 / （μg/mL）	微核率 /‰		核分裂指数 /%	
	沙尘暴	正常天气	沙尘暴	正常天气
对照组	10.5 ± 1.1	10.5 ± 1.1	2.09 ± 0.19	2.09 ± 0.19
75	13.2 ± 1.3	14.4 ± 1.4	2.09 ± 0.06	2.03 ± 0.05
150	14.3 ± 1.5	16.7 ± 1.7	2.08 ± 0.04	1.98 ± 0.06
300	16.9 ± 1.9	18.3 ± 1.8	1.87 ± 0.15	1.72 ± 0.24
r	0.950 7*	0.934 8*	−0.893 3*	−0.97 48**

注：r 为相关系数。表内数字为均值 ± 标准差（$\bar{x} \pm s$），与对照组相比，t 检验：*$p \leqslant 0.05$，**$p \leqslant 0.01$。

6.5 沙尘颗粒物对细胞增殖、细胞周期和信号转导影响的研究

近年来的一些研究表明，沙尘细颗粒物不仅对肺成纤维细胞有细胞毒性，并且能够对细胞增殖、细胞周期和细胞因子的分泌产生影响。

6.5.1 沙尘暴 $PM_{2.5}$ 及其提取物对细胞增殖的影响

国内一项研究，分别用 5～80 μg/mL 的沙尘暴与正常天气 $PM_{2.5}$ 及其有机提取物和水提取物对人肺成纤维细胞作用 48 h，观察细胞增殖的变化，获得如下结果。

①沙尘暴和正常天气 $PM_{2.5}$ 颗粒物在浓度较低（<20 μg/mL）时可显著促进人肺成纤维细胞增殖，随着作用浓度的增加，其对人肺成纤维细胞的作用表现为增殖抑制。

②沙尘暴和正常天气 $PM_{2.5}$ 水提取物可显著抑制人肺成纤维细胞增殖。

③沙尘暴和正常天气 $PM_{2.5}$ 有机提取物也可显著抑制人肺成纤维细胞增殖。

这些研究结果表明沙尘暴和正常天气 $PM_{2.5}$ 对细胞增殖有双向调节作用，即在较低浓度下可促进人肺成纤维细胞增殖，而在较高浓度下抑制人肺成纤维细胞增殖。沙尘暴和正常天气 $PM_{2.5}$ 水提取物和有机提取物均可抑制人肺成纤维细胞增殖。结果提示沙尘暴和正常天气 $PM_{2.5}$ 对人肺成纤维细胞增殖的作用非常复杂，沙尘暴和正常天气 $PM_{2.5}$ 对细胞增殖的双向调节作用主要是由颗粒物自身引起的，而不是由 $PM_{2.5}$ 水提取物和有机提取物引起的。

6.5.2　沙尘暴 $PM_{2.5}$ 及其水提取物、有机提取物对细胞周期的影响

6.5.2.1　沙尘暴 $PM_{2.5}$ 对细胞周期的影响

经不同浓度沙尘暴和正常天气 $PM_{2.5}$ 颗粒物作用后，细胞周期发生了明显改变，与对照组相比，G0/G1 期和 S 期细胞比例没有明显改变，而 G2/M 期细胞比例显著增加，提示处理组细胞提前进入细胞周期循环，细胞增殖较快。

6.5.2.2　沙尘暴 $PM_{2.5}$ 水提取物对细胞周期的影响

经不同浓度沙尘暴和正常天气 $PM_{2.5}$ 水提取物作用后，细胞周期发生了明显改变，与对照组相比，G0/G1 期和 G2/M 期期细胞比例显著降低，而 S 细胞比例显著增加，提示沙尘暴和正常天气 $PM_{2.5}$ 水提取物可将细胞阻滞在 S 期。

6.5.2.3　沙尘暴 $PM_{2.5}$ 有机提取物对细胞周期的影响

经不同浓度沙尘暴和正常天气 $PM_{2.5}$ 有机提取物作用后，细胞周期发生了明显改变，与对照组相比，G0/G1 期和 S 期细胞比例显著增加，而 G2/M 期细胞比例显著减少，提示沙尘暴和正常天气 $PM_{2.5}$ 有机提取物可将细胞阻滞在 G0/G1 期和 S 期，从而抑制细胞增殖。

这些研究结果表明，沙尘暴和正常天气 $PM_{2.5}$ 可使人肺成纤维细胞的周期发生明显变化。沙尘暴和正常天气 $PM_{2.5}$ 对细胞周期的影响不同于 $PM_{2.5}$ 水提取物和有机提取物对细胞周期的影响，其可能的机制是颗粒物自身的物理刺激在对细胞周期的影响中起重要作用。

6.5.3 沙尘暴 $PM_{2.5}$ 对细胞缝隙连接通信的影响

国内一项研究分别用 5 mg/mL、10 mg/mL、15 mg/mL 的沙尘暴与正常天气 $PM_{2.5}$ 不同组分样品处理人肺成纤维细胞 24 h，用划痕染料标记示踪法测定细胞缝隙连接通信水平。结果显示，沙尘暴和正常天气 $PM_{2.5}$ 及其提取物均可抑制细胞间荧光扩散，抑制作用随剂量增高而增强，且有机提取物的抑制作用最强，其次是颗粒物，最后为水提取物。

细胞缝隙连接通信（GJIC）是细胞间通信的重要方式，它是两个细胞在接触区域形成的膜结构。GJIC 是细胞间离子物质和营养素、核苷酸、环核苷酸，内源性和外源性代谢物等小分子物质交换的通道，通过细胞间离子和分子共享传递生长抑制或增殖信息，从而发挥细胞增殖、增生和转化控制等重要调节作用。研究结果显示，在细胞存活率大于 85% 的条件下，沙尘暴和正常天气 $PM_{2.5}$ 的不同组分均可抑制细胞间荧光扩散，抑制作用随剂量增高而增强，且有机提取物的抑制作用最强，其次是颗粒物，最后为水提取物。Heussen 等（1992）研究表明大气颗粒物的有机提取物对原代培养的大鼠 II 型肺泡上皮细胞 GJIC 有着显著的抑制作用，且颗粒物来源不同，抑制程度也不相同。Alink 等（1998）研究发现大气颗粒物、有机提取物能够抑制 GJIC。而且，用有机溶剂洗脱颗粒物上吸附的有机提取物后，用不溶性颗粒物染毒仍可抑制细胞的 GJIC。本试验结果也显示，尽管与颗粒物及其有机提取物相比作用较弱，但水提取物也可以抑制 GJIC。

6.6 沙尘颗粒物致突变作用的研究（Ames 试验）

国内一项研究采用 Ames 试验，选用 TA98 和 TA100 菌株，分别在有无体外代谢活化系统 S9 的条件下，比较了沙尘暴与正常天气 $PM_{2.5}$ 及其有机提取物和水提取物的致突变性。研究结果表明，沙尘暴、正常天气 $PM_{2.5}$ 及其有机提取物和水提取物均无致突变性，沙尘暴与正常天气之间也未见显著差异。

由于沙尘天气和沙尘颗粒物的普遍存在，所以揭示沙尘颗粒物有无致突变、致癌变、致畸变作用的问题非常重要。这项 Ames 试验未见空气颗粒物致突变作用，是否与试验设计有关，尚需进一步研究。

6.7 沙尘颗粒物的特征及其毒性研究热点

沙尘天气发生时把大量地面沙尘颗粒物卷起携带到空气中，大气 TSP、PM_{10}、$PM_{2.5}$ 含量大幅增加。以沙尘暴为例，在北京，2000 年 4 月 6 日和 25 日发生的沙尘暴使大气 PM_{10} 日均值达 1 500 $\mu g/m^3$、$PM_{2.5}$ 日均值达 230 $\mu g/m^3$，分别为平时的 10 倍和 4 倍；2002 年 3 月 20 日的沙尘暴使大气 TSP 浓度高达 10 900 $\mu g/m^3$，超出国家标准约 30 倍，主要地壳源元素 Ca、Al、Fe、Mg、Na、Ti 等高达平日的 30～58 倍，污染元素 Zn、Cu、Pb、As、Cd、S 比平时高出数倍（孙业乐等，2004）。另外，沙尘暴发生期间，大气二氧化硫（SO_2）、二氧化氮（NO_2）、臭氧（O_3）浓度下降，而硫酸盐（SO_4^{2-}）浓度略有上升（Xie et al.，2005）。

伴随大风的沙尘天气除混有大量的尘埃颗粒外，还可携带花粉、细菌、病毒以及其他一些对人体或畜禽有害的物质，成为传播某些疾病的媒介，而且因为波及范围大，还可能引起一些严重的公共卫生问题。此外，沙尘天气对人的心理健康也有很大负面影响。当沙尘天气出现时，空气及沙尘冲撞摩擦产生噪声，直接影响人体神经系统，使人头痛、恶心、烦躁；猛烈的大风、沙尘常使空气中的负氧离子严重减少，导致一些对天气变化敏感的人身体不适，让人感到神经紧张和疲劳；加之能见度降低、光线阴暗，使人的视野受到限制，可能产生压抑和恐惧之感。

沙尘天气来临时，眼、鼻、喉、皮肤等直接接触沙尘的部位会出现一定的刺激症状（如口干唇裂、眼睛疼痛、流涕、流泪、咳嗽等）或过敏反应（如过敏性鼻炎、过敏性皮肤瘙痒症等），特别是一些首次或突然大量接触高密度沙尘的人可表现为突发性气促、胸痛、胸闷、头疼、头晕等，对于原先患有哮喘、慢性肺病、心脏病等疾病的患者症状会加剧。一些敏感人群可能会引起呼吸综合征、肺功能降低等不良健康效应。长期生活在颗粒物污染环境中的小学生免疫功能会受到明显抑制，导致呼吸系统对感染的抵抗力下降，呼吸道疾病患病率增加。大量的沙尘颗粒弥漫在空气中，还会散射和吸收阳光，降低地面紫外线的强度，削弱紫外线的消毒杀菌作用，因此，在颗粒物污染严重的地区，儿童佝偻病的发生率增加，扁桃腺炎、感冒等通过空气传播的疾病发病率升高。

目前，关于沙尘颗粒物的毒理机制的研究主要集中在以下几方面：

6.7.1 沙尘颗粒物的免疫毒性

作为肺部防御的一道重要屏障，肺泡巨噬细胞将进入肺内的整个沙尘颗粒物吞噬，在该颗粒物的刺激下肺泡巨噬细胞释放出一系列细胞因子和前炎症因子。细胞因子通过作用于其相应的靶细胞受体而介导机体多种免疫效应，在生理、病理过程中发挥着重要作用。前炎症因子，如 TNF-α、核转录因子（NF-κB）等，进一步刺激肺上皮细胞、成纤维母细胞、内皮细胞等，使其分泌黏附因子及细胞因子（如 IL-8、IL-6 等）。这些黏附因子及细胞因子使各种炎症细胞（如中性粒细胞、巨噬细胞、单核细胞、多形核白细胞等）聚集，导致炎症发生。观察巨噬细胞形态和吞噬能力的改变及释放的细胞因子，可以反映沙尘颗粒物对机体非特异性免疫的损伤程度。此外，沙尘颗粒物对特异性的细胞免疫也可产生毒性作用，从而导致机体的健康受损。

6.7.2 沙尘颗粒物对细胞的氧化损伤

沙尘颗粒物可作用于上皮细胞和巨噬细胞，使它们释放 ROS 或活性氮（RNS），而且有些沙尘颗粒物本身具有自由基活性，这些自由基或 ROS、RNS 不但攻击富含不饱和脂肪酸的细胞膜、线粒体膜等膜性系统，使膜结构受损、膜通透性和流动性改变，而且攻击蛋白质、核酸等生物大分子，使之发生链内或链间的交联、断裂，导致细胞本身及邻近细胞受到损害。沙尘天气颗粒物的主要病理机制是引发脂质过氧化反应、削弱抗氧化能力，使细胞产生氧化损伤，进而可引起呼吸功能改变、肺纤维化、慢性支气管炎、肺气肿等疾病。

6.7.3 沙尘颗粒物的直接毒性作用和间接毒性作用

沙尘颗粒物除了可通过直接作用而引起呼吸道损伤外，对其他器官或系统引起的损伤甚至疾病可能是通过其间接毒性作用所致。例如，沙尘天气期间，循环系统疾病日门诊和日入院人数增多的原因，一方面可能是由于沙尘颗粒物对呼吸系统直接损伤作用引起分泌的多种细胞因子、炎性因子及自由基进入循环系统而造成对心脑血管的间接毒性作用；另一方面，沙尘颗粒物中的超细颗粒物及其吸附的病毒和小分子外来化合物可以通过呼吸道黏膜或肺泡进入血液，直接引起心脏和血管损伤。同时，这些沙尘颗粒物也可以随着血液循环到达各种器官，引起全身多种器官产生生物学反应（如氧化应激反应），甚至疾病。

6.7.4 沙尘颗粒物的致突变性和潜在致癌性

颗粒物粒径越小，吸附的有毒重金属和多环芳烃等有机物越多，其致突变能力就越强。一些短期遗传毒性试验，从基因、DNA、染色体不同水平都说明沙尘颗粒物具有潜在的致癌性。沙尘颗粒物对肺组织细胞 DNA 的氧化损伤而产生的 8- 羟基脱氧鸟苷可能是肺癌形成的一个重要因子。另外，沙尘颗粒物还可能通过改变细胞间隙通信功能、抑制细胞凋亡而导致正常细胞向癌细胞转化。国际癌症研究机构已经确认空气颗粒物是人类一级致癌物，对沙尘颗粒物致癌性的研究应受到高度重视。

7 沙尘天气健康研究要览与展望

本书对我们多年来关于沙尘天气医学与毒理学研究的成果进行了详细论述。在此，对前述主要成果进行综合或提要。同时，根据近年来沙尘天气与健康研究的发展，提出未来发展的趋势或展望。

7.1　我国沙尘天气的发生状况和特点

我国是沙尘暴多发国家之一。在全世界有四大沙尘暴多发区，分别位于中亚、北美、中非和澳大利亚。我国的沙尘暴区属于中亚沙尘暴区的一部分。沙尘暴对我国的影响面积很大，占大半个中国。我国西北、华北大部、青藏高原和东北平原地区是沙尘暴的主要影响区。随着每次沙尘暴发生发展的时空推移往往导致更大的范围出现扬沙天气，远达江淮一带，故其影响范围比沙尘暴更大。由于沙尘暴发生时卷入高空的沙尘细颗粒物能随高空气流传输到更遥远的地方，东至大连、青岛、东海之滨，南至福建、台湾、广东等东南沿海，在那里形成浮尘天气，所以浮尘天气的发生和影响范围更为广泛。

在我国，北方干旱、半干旱及沙漠地区是沙尘暴的主要发生源区。其中位于甘肃省河西走廊东端的武威市，是我国有名的沙尘暴高发区之一，其海拔为 $1\,020\sim4\,874$ m，属典型的大陆性干旱与沙漠气候，年降水量为 $60\sim610$ mm，年蒸发量为 $1\,400\sim3\,100$ mm，气候干旱，沙尘天气频繁，主要出现在 3—5 月，4 月最为频发。位于武威市境内西北的民勤县，总面积为 1.6 万 km^2，被沙漠所包围，海拔高度为 $1\,000\sim2\,000$ m，属典型的沙漠气候，日照时间长，光辐射强，干燥少雨，春季风沙频繁，是西北地区沙尘暴频发的最大中心之一，年平均沙尘暴日数为 37.7 d。据统计，10 年间（1994—2003 年）民勤县发生沙尘天气 413 次，春季、夏季、秋季和冬季发生的次数分别占 45.52%、27.60%、11.62% 及 15.25%。

沙尘暴天气的主要特点是风速迅速增强与空气颗粒物浓度急剧增大（瞬时风速 10 m/s 以上，总悬浮颗粒物浓度 10 mg/m³ 以上）。沙尘暴天气的沙尘颗粒物其理化特性也与普通天气的颗粒物不同。对武威市沙尘暴 $PM_{2.5}$ 的成分分析表明，其所含地壳元素 Fe、Al、Ca、Mg 等的水平显著增高，是普通天气 $PM_{2.5}$ 的 5～8 倍，有机碳（OC）、SO_4^{2-} 及 Ca^{2+} 的水平也远比普通天气高；而所含人为污染元素 Cu、Zn、Pb 及 As 的浓度比普通天气略低。因此，沙尘暴对健康的影响具有其本身的特殊性。

7.2 沙尘天气及沙尘颗粒物健康影响的特征

7.2.1 沙尘天气对健康影响的类别

虽然沙尘暴影响范围很大，但由于以往它主要分布在人口稀少的边远地区，所以沙尘暴的健康影响在过去很少有大规模的研究。然而近 50 年以来，随着沙尘暴强度的增大，其影响范围也由边远地带扩展到城镇甚至大都市，于是研究沙尘暴对健康的影响及防护的意义越来越重要。为此，自 2002 年开始，依托孟紫强教授主持的国家自然科学基金重点项目"沙尘暴细颗粒物的理化特性及其对人体健康的影响"的资助，我们与北京大学和北京师范大学等单位的专家合作，在我国北方沙尘暴频发区甘肃省武威市和内蒙古自治区包头市进行大规模流行病学调查及沙尘暴 $PM_{2.5}$ 理化特性与毒理学效应的研究。

我们的研究发现，沙尘天气对人群的健康影响很大，这种影响可分为当日急性效应、短期滞后效应和长期累积效应。当日急性效应指沙尘天气发生当天对暴露居民健康产生的不利影响，短期滞后效应主要表现为沙尘天气发生 1 天或几天之后才出现暴露居民的呼吸系统、循环系统等疾病医院门诊和住院人数增加，长期累积效应则为在沙尘天气多发区长期居住的居民由于长年暴露于沙尘之中而易患多种疾病（包括非职业性尘肺）的现象。

此外，沙尘天气对老年人、幼童和患有慢性呼吸系统和心脑血管疾病的人的健康影响最大。沙尘天气不仅使呼吸系统和心脑血管疾病发生的危险性增加，而且使死亡人数增加。

7.2.2　沙尘天气对健康影响的急性效应

　　沙尘天气是一种恶劣天气，在发生的当天就可对人群造成急性健康效应。在4种沙尘天气中，以沙尘暴对暴露人群的急性效应最为严重。为此，我们在2004年和2005年春季对武威市沙尘暴引起的急性健康效应进行了重点调查研究。

　　沙尘暴对武威市正常居民（18～70岁）和小学生（8～14岁）健康急性影响的研究发现，在沙尘暴发生当天，暴露人群中咳嗽、咯痰、气短、肺部喘鸣、胸部憋闷、咽干口苦、眼睛干涩、流泪、流涕、打喷嚏及心情压抑常见11种症状的发生率均明显增高，表明沙尘暴对人群健康的影响具有急性效应。沙尘暴过后5 d，这些症状才能消失。吸烟居民和老年人（60岁以上）这些症状发生的相对危险度（RR）较高，表明吸烟能加重沙尘暴对居民健康的急性损害效应，老年人群是沙尘暴事件的敏感人群，应予重点保护。

7.2.3　沙尘天气对健康影响的滞后效应

　　对武威市全部（共7所）大中型医院日门诊人数的研究指出，沙尘天气与暴露居民多种呼吸系统疾病［上呼吸道感染、肺炎、慢性阻塞性肺部疾病（chronic obstructive pulmonary diseases，COPD）及气管炎］和多种心血管疾病（高血压、缺血性心血管疾病、风湿性心脏病、心律失常、充血性心力衰竭）日门诊人数的增加有联系，且为滞后效应，其增加程度为沙尘暴大于扬沙天气、浮尘天气。在沙尘天气多发期间，不同呼吸系统疾病日门诊人数占呼吸系统疾病日门诊总人数的比率依次为上呼吸道感染53.12%、肺炎16.17%、COPD 13.68%及气管炎12.93%等；而不同心血管系统疾病日门诊人数占心脑血管系统疾病日门诊总数的比率依次为高血压25.92%、缺血性心血管疾病20.75%、风湿性心脏病16.10%、心律失常15.48%及充血性心力衰竭8.61%等。此外，沙尘天气对呼吸系统、循环系统疾病医院日门诊人数增加的相对危险度（RR）及其滞后天数，随不同年份而不同，且存在性别差异，表明沙尘天气对健康的影响与多种因素有关。以对2004年总呼吸系统疾病的研究为例，男性日门诊人数增加的相对危险度（RR）在扬沙天气滞后第2天（$RR=1.58$）及沙尘暴滞后第2天、第3天（RR值分别是1.55、1.67）有统计学意义，而女性日门诊人数增加的相对危险度（*RR*）仅在沙尘暴滞后第 1 天（*RR*=1.97）有统计学意义。不过，人数增加的相对危险度（*RR*）具有统计学意义的沙尘天气滞后天数，或者 *RR* 绝对值将随沙尘天气发生的时间、地区、气象、人群等因素的变化而不同，很难获得一个精确的固定值。

对武威市全部大中型医院连续 9 年（1995—2003 年）春天（3—5 月）呼吸系统疾病日入院人数的研究发现，沙尘天气引起了各年呼吸系统疾病日入院人数的增加［以其相对危险度（*RR*）合并效应量（*RR*+）的增加来表示］，且这种增加是一种滞后效应，在沙尘暴滞后 3～5 d 均有统计学意义（*RR*+ 值分别为 1.40、1.34、1.73）；扬沙天气和浮尘天气对呼吸系统疾病日入院人数的增加效应比沙尘暴要低，且只有在滞后第 6 天有统计学意义（*RR*+ 值分别为 1.14、1.12）。对不同呼吸系统疾病统计，按每日入院人数与所占比例依次为肺炎（40.08%），上呼吸道感染（14.78%），支气管炎（12.67%），鼻、眼、喉、气管疾病（12.65%）及其他（19.82%），表明沙尘天气主要引起肺炎发病并住院人数增多，其次为上呼吸道感染增多。

对我国沙尘暴最大频发中心之一的武威市民勤县 10 年（1994—2003 年）全年（1—12 月）呼吸系统与循环系统疾病日入院人数的研究，进一步证明沙尘天气与呼吸系统日入院人数的增加有联系，且均为滞后效应，也以引起肺炎与上呼吸道感染增多为主。此外，沙尘天气对心脑血管疾病日入院人数的增加也有联系，主要引起高血压和缺血性心脏病发病增多，两者分别占总心血管疾病总数的 21.5% 和 42.8%；尤其在沙尘天气滞后第 3 天男性高血压日入院人数显著增加，其 *RR* 值为 1.30。

同时还发现，沙尘天气对健康的影响与季节有关，其对呼吸系统疾病的影响在春天更强，而对心脑血管疾病的影响在冬天更强。因此，在沙尘天气多发区，春天要更加重视对呼吸系统的防护，而夏天要更加重视对心脑血管系统的防护。

2016 年一项对 2006—2010 年发生在北京的沙尘天气流行病学研究指出，沙尘天气颗粒物（PM_{10}、$PM_{2.5}$）能引起心脑血管疾病入院人次的增加，且存在 0～2 d 滞后效应，该研究结果与上述我们在武威市的研究结果一致。

7.2.4　沙尘天气对健康影响的长期效应

武威市民勤县是一个几乎没有任何工业污染的农业区，由于被腾格里和巴丹吉林两大沙漠包围，平均每年发生沙尘暴、扬沙等恶劣天气 40 余次。与相邻沙尘天气较少的地区相比，长年居住在民勤县的小学生呼吸道感染、肺炎、支气管炎和过敏性鼻炎的发生率均较沙尘天气少发地区的小学生高，而在沙尘天气高发区居住的小学生肺功能降低，主要表现为阻塞性肺通气功能损伤。

对于长年居住在民勤县的居民来说，其咽喉炎、气管炎、肺炎、肺结核、高血压、冠心病、关节炎、角膜炎等多种疾病的患病率显著增高，且与年龄呈正相关，可能是随年龄增长对沙尘天气的暴露时期也增加之故，随着暴露年限的增加，吸入的沙尘数量增加，沙尘引起的健康损伤也逐年积累，表明沙尘天气对健康的影响具有长期累积效应。

此外，流行病调查还发现，在当地 18～85 岁的人群中非职业性尘肺平均发病率达 0.59%，患者集中在老年人群中，最小年龄为 59 岁，最大年龄为 72 岁，平均年龄为 65 岁，说明他们的尘肺病是由于长期吸入这些沙尘天气中的沙尘颗粒物，在肺脏逐年积累而引发的。我们建议把这种尘肺病称为"沙漠尘肺病"（desert pneumoconiosis），该病在发病初期无特殊征兆，常见呼吸急促、胸闷、气短等症状，与普通呼吸系统疾病很难鉴别，往往被患者所忽视。加之，当地居民已经习惯了沙尘天气，对沙尘的健康危害知识也不甚了解，直到医院检查才发现已患了沙漠尘肺病多年，很难治愈。我国沙尘暴多发区，土地辽阔、居民众多，这类尘肺病的患者人数可能不少，应引起关注。

7.2.5　沙尘颗粒物对健康影响的浓度—效应关系

如上所述，沙尘天气无论对居民的急性影响，还是对医院门诊、入院人数的增加效应，均为沙尘暴>扬沙天气>浮尘天气。对研究期间当地空气每日平均 PM_{10} 和 $PM_{2.5}$ 浓度进行测定，并对照当日天气现象（清洁天气、沙尘暴、扬沙和浮尘天气、轻度污染天气）进行分类。

以不超过美国国家环境保护局（EPA）的空气 $PM_{2.5}$ 浓度质量标准即 $\leqslant 65$ μg/m³ 作为清洁天气，发现沙尘暴、扬沙和浮尘天气、轻度污染天气的 $PM_{2.5}$ 浓度分别为

$167.6 \sim 192.8\ \mu g/m^3$、$95.4 \sim 167.5\ \mu g/m^3$、$65 \sim 95.3\ \mu g/m^3$。因此，沙尘天气 $PM_{2.5}$ 浓度与呼吸系统或心脑血管系统疾病日门诊或日住院人数增加的相对危险度（RR）之间存在明确的浓度—效应关系。

以研究期间当地空气每日平均 PM_{10} 浓度与当日不同天气分类，对 PM_{10} 沙尘颗粒物浓度与呼吸系统或心脑血管系统疾病日门诊或日住院人数增加的相对危险度（RR）之间进行相关分析，结果与上述沙尘 $PM_{2.5}$ 浓度与健康效应分析非常一致，也发现随着不同天气（沙尘暴、扬沙和浮尘天气、轻度污染天气）PM_{10} 沙尘颗粒物浓度的增加，呼吸系统或心脑血管系统疾病日门诊或日住院人数增加的相对危险度（RR）也随之增加，表明 PM_{10} 沙尘颗粒物对健康的影响也存在明确的浓度—效应关系。

国内外包括 WHO、EPA、欧盟等在评价大气污染的健康危害时均选择颗粒物作为代表性大气污染物。PM_{10} 和 $PM_{2.5}$ 由于其比表面积大而易成为其他有毒有害物质的运载体或反应体，其表面可吸附大量的有毒有害物质（如有毒重金属、酸性氧化物、有机污染物、细菌和病毒等），且能较长时间悬浮在空气中，可通过呼吸沉积在呼吸道和肺泡，并进入血液，从而对人体的呼吸系统及心脑血管系统的健康造成损害。

7.3   沙尘细颗粒物的毒理学作用

7.3.1   沙尘颗粒物的毒性作用不可忽视

长期以来，人们对人类生活、交通运输和工业生产造成的空气颗粒物污染的健康效应予以重视，进行了大量的研究和探讨。但是，由于沙尘天气司空见惯，环境中沙尘颗粒物到处可见，沙尘颗粒物是铺路或建筑的常用材料，生活中也经常接触沙尘颗粒物，似乎沙尘颗粒物对人是无害的、友好的，不曾思考沙尘颗粒物会对健康有影响，更不会想到它会有毒性作用。然而，我们的研究发现，沙尘天气中沙尘颗粒物（PM_{10}、$PM_{2.5}$）对人群的健康不可忽视，对哺乳类细胞的毒性作用更是严重的和多方面的。

值得注意的是，由于沙尘天气中沙尘颗粒物（PM_{10}、$PM_{2.5}$）浓度远高于正常天气，所以即使在同等浓度下沙尘颗粒物的毒性比污染城市空气颗粒物的毒性偏低，沙尘天气颗粒物的总毒性也远大于正常天气下污染城市空气颗粒物的总毒性，从而导致在沙尘天气期间暴露人群发病率增加。

7.3.2　体内试验发现沙尘颗粒物有多种毒性作用

①DNA损伤：动物整体试验表明，沙尘暴$PM_{2.5}$可引起大鼠肺细胞DNA损伤。

②脂质过氧化损伤：动物整体试验表明，沙尘暴$PM_{2.5}$可引起大鼠肺、心、肝脏脂质过氧化水平升高、抗氧化能力下降。

③致肺纤维化因子：一项将大鼠暴露于模拟沙尘暴风洞中的研究发现，大鼠肺组织转移生长因子$β_1$（TGF-$β_1$）、肿瘤生长因子α（TNF-α）、超氧自由基含量均显著高于对照组；而谷胱甘肽过氧化物酶（GSH-Px）和超氧化物歧化酶（SOD）均显著低于对照组，表明沙尘颗粒物暴露不仅能促进大鼠肺脏氧化应激反应，也能使致肺纤维化因子明显升高。

④对心血管的毒性作用：近年来的研究指出，暴露于沙尘暴$PM_{2.5}$可导致大鼠心电图改变、出现异常心电图的频率增高、心脏质量指数增加。文献报道，沙尘暴$PM_{2.5}$可引起大鼠血清C反应蛋白（CRP）、肿瘤坏死因子α（TNF-α）、白介素（IL）-1、IL-6、IL-8和巨噬细胞炎症蛋白-2（MIP-2）的水平呈剂量依赖性升高，差异均有统计学意义；沙尘暴$PM_{2.5}$可使大鼠的心脏组织切片出现心肌细胞肥大，且呈剂量-效应关系。沙尘暴$PM_{2.5}$可引起小鼠心肌细胞中基质金属蛋白酶（MMP）表达水平增高，而使基质金属蛋白酶抑制剂（TIMP）的表达水平降低。

7.3.3　体外试验发现沙尘颗粒物有多种毒性作用且与其组分有关

7.3.3.1　促炎细胞因子

沙尘暴PM_{10}可引起培养的人外周血单核细胞促炎细胞因子肿瘤坏死因子α（TNF-α）、白细胞介素6（IL-6）和白细胞介素1-β（IL-1-β）分泌的显著增加，这些细胞因子的增加是否可引起或加重心脑血管病理性改变尚需进一步研究。

7.3.3.2　细胞遗传毒理损伤

沙尘暴 $PM_{2.5}$ 具有细胞遗传毒理学作用，可使培养的人血淋巴细胞染色体畸变率和微核率显著增高，是染色体断裂剂，基因毒性因子。沙尘暴 $PM_{2.5}$ 可引起培养的大鼠肺泡巨噬细胞 DNA 损伤，其遗传毒性多表现为 $PM_{2.5}$ 悬浮液＞有机提取物＞水溶成分。最近的一项研究发现，沙尘暴 PM_{10} 对人外周血单核细胞作用 4 h，引起 DNA 低甲基化，沙尘颗粒物的表观遗传修饰作用值得进一步研究。

7.3.3.3　细胞生物化学损伤

沙尘暴 $PM_{2.5}$ 对大鼠肺泡巨噬细胞质膜 $Ca^{2+}Mg^{2+}$-ATP 酶、Na^+K^+-ATP 酶活性有抑制作用，能改变质膜表层和膜脂疏水区的流动性，增加胞质乳酸脱氢酶外渗，并使细胞脂质过氧化作用增强、抗氧化能力减弱；其一般毒性多表现为 $PM_{2.5}$ 悬浮液 > 水溶成分 > 有机提取物。

7.3.3.4　沙尘固体核的作用

沙尘 $PM_{2.5}$ 的毒性虽然比污染城市的空气 $PM_{2.5}$ 的毒性偏低，但两者在很多毒性作用终点上并无统计学差异。这一方面说明沙尘暴 $PM_{2.5}$ 的潜在毒性很高；另一方面也说明决定颗粒物生物毒性的关键因子是颗粒物的非溶性固体核。根据我们在沙尘颗粒物毒理学方面的多数试验数据，在沙尘 $PM_{2.5}$ 毒性作用的贡献分担方面，以其贡献大小初步排序为 $PM_{2.5}$ 悬浮液＞$PM_{2.5}$ 固体核＞$PM_{2.5}$ 总提取物＞$PM_{2.5}$ 水提取物或有机提取物。对此，尚需进行大量沙尘颗粒物毒理学研究才能最后确定。

7.4　对沙尘天气健康危害的公共卫生预防措施

沙尘天气，特别是沙尘暴多发区居民的健康问题是严重的亟待解决的公共卫生问题，有关方面应予以重视并增加预防投资。对沙尘天气健康危害的主要预防措施如下。

①做好沙尘颗粒物对健康危害知识的普及。当地居民已经习惯了沙尘天气，以

为沙尘颗粒物没有毒性，对其健康危害也不知晓。因此，在沙尘天气发生时，缺乏自我保护意识，不配戴口罩，不注意减少对沙尘的吸入。

②做好沙尘天气的预报，提前做好防护安排。沙尘天气来临时，避免室外劳作，以减少对沙尘的吸入。

③注意膳食营养，增强体质，提高对沙尘毒害的抵抗力。

④加大对公共卫生事业的投资，定期体检，早预防、早发现、早治疗，减少疾病发生，尤其要减少沙漠尘肺病的发生。

⑤增加地表植被覆盖度，实现生态良化，防治土地沙漠化，降低沙尘天气发生的频率和强度，从源头防止沙尘天气对健康的危害。在这方面，主要应当做到以下几点：

●沙尘天气的发生是一个自然天气过程，特别是沙尘暴，它的发生要具备3个条件：强冷空气、气旋活动、地面干松的沙土。近年来，强和特强的沙尘暴频繁发生，这与中国北方人类活动对地表覆盖的严重破坏有关。事实证明，地表植被对沙尘暴的防治效果是十分显著的。增加地表植被覆盖度，改善生态环境，是目前防治沙漠化、减少沙尘暴的重要途径，因而在我国北方干旱、半干旱地区，首先应对现有的天然植被和人工植被加强管理，严禁滥垦、滥牧、滥伐、滥挖以及滥采矿产资源的破坏地表覆盖的行为。

●沙尘天气多发区的环境承载力要科学合理，以使区域资源、人口、环境协调发展。我国北方沙尘天气多发区的生态环境非常脆弱，人口的增加、资源的过度开发，极易使生态平衡失调，导致生态环境进一步恶化，加剧沙尘天气发生。要积极开展对这些地区的环境承载力研究，确定最适合的人口分布容量和合理的人口分布格局，必要时可采取适度的生态移民，减轻人口对生态环境的压力。同时，合理调整农业结构，改变落后的生产方式，发展多种经营，使居民的生产、生活行为符合当地生态演化的自然规律，以促使生态环境的恢复和好转。

●做好沙尘天气的预报，防灾减灾。在当前经济力量和科技水平情况下，我们还不可能在短期内从根本上改善北方干旱、半干旱荒漠地区的地表状况，也没有能力有目的地影响大气环流。因而，做好沙尘天气的预报，是当前防灾减灾最现实有效的手段。

在监测、预警和治理沙尘暴方面，要加强国际合作。沙尘暴具有国际危害性，目前沙尘暴的国际合作治理已取得一定成效。沙尘暴的监测预警服务网络系统在许多国家之间已经建立，这一系统具有对沙尘暴天气的监测、预报和服务能力，能有效预防和减少沙尘暴带来的危害。随着信息技术的迅猛发展，许多先进的技术被应用于对沙尘暴的监测工作，大大提高了对沙尘暴的预测和预报能力。

● 加强有关生态环境的法制建设与管理力度，规范对自然资源和环境资源的利用。我国西部和北部的经济大开发是以生态环境保护为前提的，坚决反对以环境为代价的经济建设。在生态环境建设中，如果没有相应的法律、责任和义务，必会造成管理不善，执法不严，破坏与建设并行的局面。要加快制定与生态环境建设和保护相关的法律法规，加大执法力度，使我国生态环境的建设有切实的保障。

7.5　展望

荒漠化和气候变化表明，未来全球旱地面积将扩大，干旱风险将增加。因此，人类频繁接触沙尘颗粒物的风险将会越来越大，沙尘天气对生态环境和人群健康的不利影响也会越来越受到公众的关注。

展望未来，随着我国西部开发和经济的快速发展，将会有更多的人力、物力投入对沙尘天气的研究，进一步研究沙尘天气对生态环境的危害与预防，以及进一步研究沙尘天气对健康的影响与保护，必将成为公共卫生或环境健康领域的研究热点。今后在沙尘颗粒物健康影响的研究中将主要聚焦于以下几个方面。

7.5.1　关于沙尘天气流行病学研究

由于沙尘天气特别是沙尘暴多发生在远离城市的西北干旱地区，即使进入大城市也只是经历一个短暂的时间过程，对它的采样、环境化学分析以及健康影响的调查都有很多困难。加之，不同沙尘天气及其健康影响均是受多种因素影响的、差异很大的、非常复杂的自然现象。因此，沙尘天气流行病学研究难度很大。目前，对沙尘天气流行病学研究还不够深入，沙尘天气在我国的影响范围很大，但是对其健康危害的流行病学研究很少，沙尘天气对暴露人群健康影响的规律还知之甚少，今后还需加强这方面的研究工作。

7.5.2 关于沙尘颗粒物不同组分的毒理学研究

沙尘天气是一种常见的自然天气现象，暴露人群众多，因此，对沙尘颗粒物毒性作用的研究具有重要的公共卫生价值。但是，目前对沙尘天气颗粒物毒理学作用的研究还有待深入。

①在颗粒物毒性作用方面：在沙尘颗粒物中，关于 PM_{10} 和 $PM_{2.5}$ 对健康和对生态环境危害的研究还比较少，而沙尘天气中超细颗粒物（纳米级颗粒物）的毒性作用尚未见报道。不同粒径颗粒物在沙尘中所占份额及其毒性作用的分担有待研究。

值得注意的是，目前主要由于方法学方面的问题，对颗粒物中存在的无机物和有机物还不能完全提取出来，所以对颗粒物毒性的研究非常必要。

②颗粒物有机提取物的毒性作用方面：目前关于沙尘天气颗粒物有机提取物毒性作用的研究报道很少，而且多为对总有机提取物毒性作用的研究，其中有机提取物的化学成分及其毒性分担方面的研究寥寥无几。

③颗粒物无机提取物的毒性作用方面：与有机提取物相似，对无机提取物及其化学成分的毒性作用研究有待进一步研究。

通过对沙尘有机和无机提取物的化学分离纯化，不仅可以研究不同成分的毒性作用及其分担，而且对沙尘种类及其溯源也很重要。

7.5.3 重视沙尘天气颗粒物是一种全身性毒物的研究

我们在 2005 年研究发现，空气颗粒物可剂量依赖性地引起试验动物全身各个器官组织脂质过氧化损伤，从此首次提出空气颗粒物是一种全身性毒物。根据这一概念，不仅要研究颗粒物（包括沙尘颗粒物）对呼吸系统和心脑血管系统的健康影响，还应研究对其他系统的健康影响，例如，对消化系统、免疫系统、神经系统、生殖系统等的健康影响进行研究 [①]。

---

① 刘晓莉，宋宪强，孟紫强 . $PM_{2.5}$ 对大鼠肝、脾、肾组织的氧化损伤效应［J］. 环境与健康杂志，2005，22（5）：326-328；刘晓莉，杨东升，孟紫强 . 大气细颗粒物对大鼠脑组织的氧化损伤效应［J］. 中国公共卫生，2005，21（8）：990-991；刘晓莉，李红，孟紫强 . $PM_{2.5}$ 对大鼠心、肺、睾丸的氧化损伤作用［J］. 中国环境科学，2005，25（2）：160-164；Liu X L, Meng Z Q. Effects of airbone fine particle matter on antioxidant capacity and lipid peroxidation in multiple organs of rats［J］. Inhal Toxicol，2005，17（9）：467-473.

近年来，在沙尘天气流行病学方面，对西非布基纳法索地区的一项研究表明，新生儿死亡率与产前或出生月暴露沙尘暴天气有关联。当每日 PM_{10} 和 $PM_{2.5}$ 水平分别在 $70\sim150\ \mu g/m^3$ 和 $40\sim70\ \mu g/m^3$ 时，这种关联随着暴露强度几乎呈线性增加，表明有很强的关联性。该研究结果意味着，沙尘颗粒物对生殖系统的健康值得进一步研究。

关于沙尘颗粒物对免疫系统健康影响方面，国内一项研究发现，沙尘天气时健康老年人外周血 T 淋巴细胞和自然杀伤细胞（NK）减少，咽部正常菌群明显减少，而非正常菌群及可能性致病菌检出率增多，表明沙尘天气显著影响呼吸道的免疫功能和微生态平衡，这可能是导致沙尘天气期间老年人呼吸道疾病患病率增高的原因。此外，有研究证明，沙尘颗粒物可使过敏性鼻炎发病率增加，加重过敏原诱发的鼻和肺嗜酸性粒细胞增多症。在毒理学研究方面，对美国内华达州拉斯维加斯附近的内利斯沙丘娱乐区（NDRA）3 种天然粉尘（即沙尘，粒度中值为 $3.1\sim4.6\ \mu m$）致小鼠免疫毒性的一项研究发现，天然粉尘可以引起系统性抗原特异性 IgM 抗体反应降低，且为剂量反应性降低。其中，富含砷的黄沙对 IgM 反应的抑制率超过 70%，0.01 mg/kg 为最低不利影响剂量；而棕色黏土岩和粉砂岩或松散沙丘沙可引起 IgM 抑制反应的最低剂量分别为 0.01 mg/kg 和 0.1 mg/kg，表明不同沙尘颗粒物对小鼠 IgM 反应的抑制作用的大小不同。这些研究结果说明，沙尘颗粒物对免疫系统的健康有影响。

关于空气颗粒物对神经系统健康影响方面，美国一项流行病学研究发现，正常天气 $PM_{2.5}$ 的长期暴露与神经退行性疾病（如帕金森病、阿尔兹海默症）有关联，引起行为认知能力降低。美国的一项研究发现，颗粒物暴露可引起人体交感神经对心脏功能的控制作用，此外还对嗅觉有影响。毒理学研究发现，颗粒物是一种神经毒物，可引起中枢神经生物标志物异常。动物体内试验发现，在颗粒物长期暴露下，小鼠大脑海马和嗅球中出现细颗粒物，同时细胞发生肿胀，可能与小鼠抑郁症有关。颗粒物暴露还对子代神经发育有影响，小鼠孕期暴露，子代大脑皮层细胞凋亡率增加；胎儿大脑发育也比较容易受到颗粒物毒性作用的影响，导致胎儿大脑发育受损。

虽然上述正常天气或工业化学物污染地区大气颗粒物对神经系统健康影响的研究较多，但是关于沙尘颗粒物对神经系统健康的影响研究较少。一项关于沙尘暴对人群神经生物标志物的影响发现，沙尘颗粒物可引起人血神经元特异性烯醇化酶（NSE）和 S100β 蛋白增加，血液皮质醇水平下降，而引起人尿高香草醛酸（HVA）增加。还有一项研究表明，雄性 Wistar 大鼠暴露沙尘暴 10 d 可以引起脑脂质过氧化损伤、SOD 活性下降、局部脑电图功率降低，诱发焦虑、抑郁、运动障碍等中枢神经损伤反应。这些研究表明，沙尘颗粒物对神经系统的健康有影响，值得从流行病学和毒理学的角度进一步研究。

总之，空气颗粒物是一种全身性毒物，长期暴露可能会引起人体多种系统、多种器官和多种组织细胞的病理学或毒理学效应，导致多种系统发生疾病，甚至诱发肿瘤。环境流行病学、病理学以及毒理学等与环境医学相关的学科，应全面加强对沙尘天气或沙尘颗粒物引起人体全身性毒性作用与健康影响的研究，从中可能会发现沙尘天气或沙尘颗粒物能够引起暴露人群更多疾病和损伤发生率增加；同时要加强研究人体的全身性防护措施、策略和方法。

7.5.4　加强沙尘天气颗粒物金属毒理学或健康危害的研究

沙尘天气或沙尘颗粒物的毒性作用对健康的影响，除与颗粒物固体核有关外，主要还与颗粒物表面吸附的化学成分有关，其中有机化学物和重金属的毒性作用尤其受到重视。

一项关于沙尘暴颗粒物对人群神经生物标志物影响的研究发现，沙尘 PM_{10} 的金属化合物可能会影响与神经系统功能和生理应激相关的生物标志物。沙尘 PM_{10} 含有的铬、铅和铁金属化合物可能与人血神经元生物标志物人血 S100β 蛋白的增加有关，而锰、镉和铁可能与人血烯醇化酶（NSE）的增加有关，从而推测，与沙尘 PM_{10} 相关的重金属可损伤神经元和星形胶质细胞，导致暴露人群的神经精神障碍。

马来西亚一项关于空气颗粒物对健康影响的流行病学研究指出，颗粒物中镉、铬（Ⅳ）、铅和砷可引起成人和儿童致癌风险增加。而有的研究认为，颗粒物中的铅、砷、镉、铬、汞和锑是儿童非癌症健康风险的最大贡献者，而砷和铬增加了儿童的癌症风险。

对居住在伊朗阿赫瓦兹的人在沙尘天气和正常情况下吸入 PM_{10} 的致癌风险进行研究，估算了砷、镉、铬、镍和铅的过量接触而导致的终生致癌风险。结果表明，尽管沙尘事件是短期的急性发作，但它们在沙尘天气高频发生地域会增加癌症发生的风险。

　　沙尘天气颗粒物及其含有的重金属，有的可能来自人为生产或生活活动，有的可能来自天然的沙漠、道路或地面的沙尘携带，不同来源会影响它的化学特性。因此，进行沙尘天气颗粒物及其重金属的溯源研究对于揭示其毒性作用和制定防护对策都是重要的。

7.5.5　加强沙尘天气颗粒物携带病原体传播的研究

7.5.5.1　空气颗粒物与生物气溶胶

　　空气颗粒物，特别是可以通过呼吸途径进入人体的可吸入性颗粒物（PM_{10}）、细颗粒物（$PM_{2.5}$）以及超细颗粒物（纳米级颗粒物）对人体健康的毒害作用很大。它们吸附或附着有生物性粒子以后就被称为"生物气溶胶"（bioaerosol）。所谓生物性粒子包括细菌、病毒、虫卵，以及植物花粉、霉菌孢子、蕨类孢子等，其中有的生物性粒子是可以引起疾病的病原体。因此，生物性气溶胶除了具有一般颗粒物的特性外，还可能传播传染病、引发过敏性疾病等。

7.5.5.2　空气颗粒物与非传染性疾病

　　各种各样的非传染病和传染病都与人群对空气颗粒物的暴露有关。

　　与空气颗粒物有关的非传染病，大都是由颗粒物本身的毒性作用而起。例如，肿瘤、尘肺、慢性阻塞性肺疾病、哮喘，以及其他呼吸与心脑血管疾病、免疫与生殖发育等方面的异常等。我们在 2005 年基于毒理学研究结果提出"空气颗粒物是一种全身性毒物"的概念。

7.5.5.3　空气颗粒物与传染性疾病

　　空气颗粒物作为病原微生物的载体而引起的传染病，可以说多种多样。例如，人体寄生虫类引起的疾病肺球虫病（由球虫引发）、细菌引起的细菌性肺炎和球菌性脑膜炎［脑膜炎球菌（meningococcus）引起］、由不同病毒引起的多种传染病，特别是甲型流感病毒引起的多次世界流感大流行，更是闻名于世。

　　这些事实证明，颗粒物可以是细菌、病毒、原虫，可能还有真菌、螺旋体、立克次体等多种病原体的载体而介导多种传染病，特别是呼吸系统的疾病。

7.5.5.4 沙尘天气颗粒物与传染性疾病关系的研究

事实上，空气颗粒物携带病原体而引起疾病的传播在科学上早有研究，但至今还没有得到广泛的开展，其原因多是由于研究的难度。这里仅举几例，对沙尘颗粒物与传染性疾病关系做如下分析。

国内一项关于沙尘事件对甘肃省麻疹发病率影响的研究发现，麻疹发病率与空气每日 TSP 和 PM_{10} 呈显著正相关。然而，遗憾的是，这项研究缺乏对颗粒物携带麻疹病毒的分析资料。因此，不能说明是沙尘天气污染与气象因素导致麻疹发病率增加，或是颗粒物携带的病毒导致发病率增加，虽然我们可以猜想可能是后者。

对塔克拉玛干沙尘暴源区不同时期空气细菌的群落变化分析发现，沙尘暴不同时期的空气细菌优势属和菌种类别不同，沙尘暴后期空气细菌多样性最高。这项研究如果把沙尘颗粒物携带的细菌种类与呼吸系统疾病发生的相关关系进行进一步研究，对于阐明沙尘颗粒物与传染性疾病的关系将会有重要的意义。

国外的一项流行病学研究发现，沙尘暴与黑热病有关。黑热病又称内脏利什曼病（visceral leishmaniasis），是杜氏利什曼原虫（黑热病原虫）所引起的慢性地方性传染病，在世界上分布很广，欧洲地中海地区、北非和东非等地均有流行。那么，发生在北非的沙尘暴是否可以把这类病原虫传播到地中海地区，尚需做大量的研究才能给出一个准确的答案。

7.5.5.5 沙尘天气颗粒物携带肠病毒的研究

有一项关于非洲沙尘暴对西班牙特内里费市大气中肠道病毒存在的影响研究。研究者在特内里费市区采集了大气样本，并使用 PCR 方法和测序技术对其进行了肠道病毒筛查，分析了病毒数据与非洲沙尘暴和其他气候变量（即季节性、气团来源和 PM 水平）的潜在关系。肠病毒和轮状病毒的检出率分别为 15.4%（20/130）和 36.9%（48/130）。虽然沙尘暴日的阳性率较高，但未观察到与非洲沙尘暴或气团的显著统计关系。沙尘颗粒物上的肠道病毒检出值与气温显著相关，而 $PM_{2.5}$ 水平与轮状病毒的存在呈负相关。这项研究说明，沙尘暴或沙尘颗粒物可以携带或附着肠病毒或轮状病毒而传播。为了揭示发生在非洲的沙尘暴通过颗粒物载体把病毒长距离传播到西班牙的过程中究竟发生了什么，需要对非洲沙尘暴源区颗粒物和传输到西班牙的沙尘天气颗粒物均进行病毒检测，并加入试验室模拟试验，以确定气象因素对病毒在大气中长期传播的影响。

7.5.5.6　沙尘天气颗粒物对新型冠状病毒传播影响的研究

2019 年，新型冠状病毒引发的新型冠状病毒肺炎（以下简称新冠肺炎）暴发。2020 年年初，我国科学家就发现，新型冠状病毒可以在密闭的室内通过空气传播发生人传人感染，后来也有报道通过粪便、地下水、食物冷链发生新型冠状病毒的传播。不过也有医学家认为，在粪便、地下水、食物冷链中检测到的新型冠状病毒只不过是其核酸片段，并不一定具有传染性。对此还需要进行大量研究才可以有定论。

非洲一项关于沙尘天气对新冠肺炎传播的研究表明，新冠肺炎在农村和城市的高死亡率可能与沙尘事件有关。他们认为，与高人口密度和高频率沙尘事件相关的高水平空气污染物可能会促进空气中病毒的传播；除人与人之间的直接传播外，这支持了新型冠状病毒的另一种传播方式。

2021 年 12 月 9—28 日在西安机场累计有 600 余人发生了新型冠状病毒 Delta 毒株的感染，其中有的感染者预先并没有与其他感染者接触过。于是，对这些人为何或如何受到病毒感染引起很大质疑，为此提出如下推测：感染者可能是被中央空调管道吹来的管道气流携带的新型冠状病毒所感染。产生这种推断的依据：该机场中央空调主要采用室内空气循环使用的方法向机场各处输送暖风（由于冬季气温较低的缘故）；疑点是从国外新冠肺炎疫情严重的国家或地区的旅客乘坐飞机来临后，其中有的旅客是病毒感染者，他们在机场隔离区呼出的带有病毒的气体被吸入中央空调后，再由空调管道输送到机场各个非隔离区，导致这里的健康人被病毒感染。如果这个推理是正确的，可以想象管道气流中的病毒可以附着在空气颗粒物上，也可以在气流中自由飘荡，也可以是两者皆有。对此还需要更多的研究才能获得正确的答案。

7.5.6　重视沙尘天气复合污染联合毒性作用的研究

沙尘天气虽然其特征主要是空气颗粒物急剧增加，但实际上它同时存在多种多相污染物。因此，沙尘天气的健康影响和毒性作用是这些污染物联合作用的结果。

沙尘天气发生时，空气污染物包括不同粒径的颗粒物，SO_2、NO_x、臭氧等气态污染物，各种有机污染物、不同金属和非金属化合物、致癌物、致病微生物等。为了对沙尘天气的健康危害及其防护有一个正确的认识，研究这些不同污染物之间的相互作用以及它们对人体的联合毒性作用是很必要的。

此外，沙尘细颗粒物与大气中的水雾形成的雾霾颗粒物对健康的危害及其毒理学作用机制的研究也与人群健康密切相关。

7.5.7　重视不同地域沙尘天气的研究

沙尘天气是一种复杂的不可复归的系统，受时空因素、气象因素的影响很大，其对健康的危害还与社会经济因素、个人健康状态及心理因素密切相关。因此，沙尘天气对健康的影响，随发生地域、季节、气象条件及不同人群而有差别，也就是说，一个地域的研究结果不能套用在另一个地域，不同时间的研究结果也不可相互照搬，不同人群的研究结果也会有所区别，为了精准处理沙尘天气对生态环境或人群健康的危害，各地公共卫生或环境健康工作者都应研究和熟悉当地沙尘天气对生态环境或人群健康危害的特点。

7.5.8　重视沙尘天气健康危害的中医药防治研究

一项对具有清热解毒、消肿利咽的中药射干或山豆根治疗上呼吸道炎症的研究证明，这两种传统的中草药可通过降低肿瘤坏死因子-α（TNF-α）、血白介素（IL-1、IL-6）、丙二醛（MDA）的含量和提高总抗氧化能力（T-AOC）水平而阻断沙尘对大鼠咽部组织的损伤作用。

我国传统的中医药博大精深，如何采用中医药方法防治沙尘天气对公众健康造成的危害值得深入研究和实践。

7.5.9　重视沙尘天气分级的科学依据研究

一直以来，学术界和气象部门，根据沙尘天气发生时的大气能见度把其分级为浮尘天气、扬沙天气、沙尘暴、强沙尘暴。由于大气能见度除与大气颗粒物浓度有关之外，还受大气中的水分含量、日照强度、观察仪器的精度、观察者肉眼的视力情况等多种因素的影响，这样就会造成不同地区、不同观察者对同一沙尘天气产生不同的分级。我们根据不同沙尘天气大气颗粒物浓度不同的研究结果，建议根据大气颗粒物（PM_{10}、$PM_{2.5}$）浓度并参考风力进行天气分级。例如，根据空气 $PM_{2.5}$ 的浓度，对天气分类如下：

①<65 μg/m³ 为清洁天气或非污染天气；

②65～95 μg/m³ 为轻度污染天气；

③96～168 μg/m³ 且风速<4 级，为浮尘天气；

④96～168 μg/m³ 且风速>4 级，为扬沙天气；

⑤>168 μg/m³ 为沙尘暴天气。

附录 1 孟紫强课题组关于沙尘天气与健康方面发表的著作和论文

序号	作者、论文题目与期刊	年代
1	孟紫强，胡敏，郭新彪，李德鸿，潘小川．沙尘暴对人体健康影响的研究现状．中国公共卫生，19(4): 471-472	2003
2	Liu X L, Meng Z Q. Effects of airbone fine particle matter on antioxidant capacity and lipid peroxidation in multiple organs of rats. Inhalation Toxicology, 17: 467-473	2005
3	孟紫强，耿红，张全喜．沙尘暴细颗粒物对大鼠肺泡巨噬细胞的体外毒作用．毒理学杂志，19(3) 增刊: 307-308	2005
4	孟紫强，张全喜．大气细颗粒物致大鼠肺泡巨噬细胞 DNA 损伤．中国环境科学，25(1): 15-17	2005
5	刘晓莉，杨东升，孟紫强．大气细颗粒物对大鼠脑组织的氧化损伤效应．中国公共卫生，21(8): 990-991	2005
6	刘晓莉，李红，孟紫强．$PM_{2.5}$ 对大鼠心、肺、睾丸的氧化损伤作用．中国环境科学，25(2): 160-164	2005
7	刘晓莉，宋宪强，孟紫强．$PM_{2.5}$ 对大鼠肝、脾、肾组织的氧化损伤效应．环境与健康杂志，22(5): 326-329	2005
8	Gen H, Meng Z Q, Zhang Q X. Effects of blowing sand fine particies on plasma membrane permeability and fluidity and intracellular calcium levels of rat alveolar macrophages. Toxicology Letters, 157: 129-137	2005
9	孟紫强，张全喜．沙尘暴 $PM_{2.5}$ 对大鼠肺、心、肝组织的氧化损伤效应．卫生研究，35(6): 690-692	2006
10	孟紫强，张全喜．沙尘暴 $PM_{2.5}$ 对大鼠肺细胞 DNA 损伤效应．中国公共卫生，22(12): 1458-1459	2006
11	孟紫强，张全喜，耿红．沙尘暴细颗粒物致大鼠肺泡巨噬细胞 DNA 损伤．环境与职业医学，23(3): 185-188	2006
12	耿红，孟紫强，张全喜．沙尘暴 $PM_{2.5}$ 水溶和有机成份对巨噬细胞的损伤．中国环境科学，26(1): 20-24	2006
13	魏爱丽，孟紫强．沙尘暴细颗粒物对人外周血淋巴细胞的遗传损伤效应．环境与健康杂志，23(4): 291-293	2006

续表

序号	作者、论文题目与期刊	年代
14	Gen H, Meng Z Q, Zhang Q X. In vitro responses of rat alveolar macrophages to particle suspensions and water−soluble components of dust storm $PM_{2.5}$. Toxicology in Vitro, 20: 575−584	2006
15	Meng Z Q, Zhang Q X. Oxidative damage of dust storm fine particles on lungs, hearts and livers of rats. Environmental Toxicology Pharmacology, 22: 277−282	2006
16	Wei A L, Meng Z Q. Evaluation of micronucleus induction of sand dust storm fine particles ($PM_{2.5}$) in human blood lymphocytes. Environmental Toxicology Pharmacology, 22: 292−297	2006
17	Wei A L, Meng Z Q. Induction of chromosome aberrations in cuetured human lymphocytes treated with sand dust storm fine particles ($PM_{2.5}$). Toxicology Letters, 166: 37−43	2006
18	孟紫强，卢彬，等 沙尘天气对呼吸系统疾病日入院人数影响的时间序列研究（1995-2003 年）. 环境科学学报，26(11): 1900−1908	2006
19	Meng Z Q, Lu B. Dust events as a risk factor for daily hospitalization for respiratory and cardiovascular diseases in Minqin, China. Atmospheric Enviornment, 41: 7048−7058	2007
20	孟紫强，等 . 沙尘暴对呼吸及循环系统疾病日门诊量的影响 . 中国环境科学，27(1): 116−120	2007
21	孟紫强，张雷 . 沙尘暴对暴露儿童健康效应的研究 . 生态毒理学报，2(4): 390−395	2007
22	孟紫强，等 . 沙尘天气与呼吸系统疾病日入院人数关系 . 中国公共卫生，23(3): 284−286	2007
23	Meng Z Q, Zhang Q X. Damage effects of dust storm $PM_{2.5}$ on DNA in alveolar macrophages and lung cells of rats. Food and Chemical Toxicology, 45: 1368−1374	2007
24	孟紫强，张剑，卢彬 . 沙尘天气细颗粒物对高血压日门诊人数的影响 . 环境与职业医学，24(5): 473−476	2007
25	孟紫强，张剑，杨振华，卢彬 . 沙尘天气细颗粒物对呼吸及心血管系统疾病日门诊人数的影响 . 环境与职业医学，25(3): 225−231	2008
26	孟紫强，杨振华，等 . 沙尘天气多发区民勤县发现多例非职业性尘肺病 . 生态毒理学报，3(4): 337−342,2008.	2008
27	杨振华，孟紫强，等 . 沙尘地区呼吸与循环等系统疾病现患调查 . 环境与职业医学，25(1): 8−12	2008
28	孟紫强，张剑，卢 彬 . 沙尘天气颗粒物对呼吸与心血管系统疾病日入院人数的影响 . 环境与职业医学，25(1): 1−7	2008

续表

序号	作者、论文题目与期刊	年代
29	杨振华，孟紫强.民勤县和甘谷县人群呼吸与循环等系统疾病现患调查.山西大学学报，31(2): 292−296	2008
30	孟紫强，张全喜. Toxicological and epidemiological studies on health effects of sand-storms in China. 中日大气污染及健康影响研讨会论文集	2009
31	孟紫强，张全喜，杨振华.沙尘暴医学与毒理学.北京：中国环境科学出版社	2012
32	杨振华，孟紫强，张全喜.沙尘天气可吸入颗粒物对气管炎门诊就诊数的影响.环境与职业医学，30(2): 88−92	2013
33	杨振华，孟紫强等.沙尘天气细颗粒物对缺血性心血管疾病日门诊人数的影响.中国药理学与毒理学杂志，27(S1): 37	2013
34	Zhang Q X, Meng Z Q, et al. Impact of $PM_{2.5}$ derived from dust events on daily outpatient numbers for respiratory and cardiovascular diseases in Wuwei, China. Procedia Environmental Sciences, 18: 290−298	2013
35	杨振华，孟紫强，等.沙尘天气 PM_{10} 对多种心血管疾病日门诊人数的影响.中国环境科学，35(1): 277−284	2015
36	孟紫强，张全喜，杨振华. 2015. 第十六章 沙尘暴的健康影响. 见：空气污染与健康（郭新彪、杨旭主编）. 武汉：湖北科学技术出版社	2015

附录2 作者简介

孟紫强（1939—），男，医学硕士，教授、博士生导师。山西省临汾市尧都区晋掌村人，1939年2月26日生于尧都区官磴村。现任中国毒理学会第一届监事会监事、中国毒理学会毒理学史专业委员会学术顾问、山西省毒理学研究会荣誉理事长、山西大学环境医学与毒理学研究所所长、山西大学研究生教学指导委员会委员。1992年起享受国务院批准的政府特殊津贴。曾任山西大学环境生物毒理学研究室主任、山西大学环境科学与工程研究

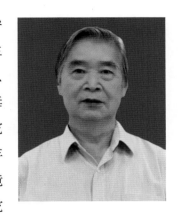

中心（现名环境科学研究所）主任、山西大学环境保护科学系（现名环境与资源学院）环境生物学教研室主任等。历任社会兼职：美国纽约科学院院士（Member of the New York Academy of Sciences），美国国家科学技术促进会会士，国际DNA修复学会理事，美国化学学会会士，中国毒理学会第3～第6届理事、第5届和第6届常务理事，中华医学微量元素学会理事、常务理事，山西省毒理学会第一届理事长、荣誉理事长、中国环境科学学会大气环境委员会委员、环境医学与健康委员会委员，中国环境诱变剂学会致突变剂专业委员会委员等，以及《环境与职业医学》、《生态毒理学报》、《中国药理学与毒理学杂志》、Prob-Biology、JSM Brain Science、Chinese Journal of Biology 等多种国内外学术期刊的编委或顾问。事迹被收入国内的《世界名人录》（中国卷）、《强国丰碑》、《博士生导师及成果概要》以及国外的英国剑桥大学《世界名人录》、美国《马奎斯世界名人录》（Marquis Who's Who）等辞书。

主要学历：1946年9月—1950年9月，先后在官磴村小学和晋掌村小学读书；1950年9月—1952年6月，在临汾县立第七高等小学校（位于金殿镇）读小学五、六年级；1952年9月—1955年7月，临汾县第二初级中学校（现名刘村中学）初中学生；1955年9月—1958年7月，运城农业学校（现名山西运城农业职业技术学院）学生；1961年9月—1966年7月，山西大学生物系（五年制）本科生；1978年

10 月—1981 年 5 月，天津医学院（现名天津医科大学）研究生，获医学硕士学位。

工作经历：1958 年 7 月—1961 年 9 月，晋北地区土壤改良试验站农业技术员，进行盐碱地改良研究；1966 年 7 月—1968 年 11 月，山西大学等待毕业分配；1968 年 11 月—1970 年 2 月，天津市军粮城山岭子北京军区炮兵农场学习；1970 年 2 月—1974 年 4 月，山西省临汾县制药厂（现名临汾市中药厂）负责人，进行中西药制剂开发研究；1974 年 4 月—1978 年 10 月，在山西省地方病防治研究所进行地方病学研究；1981 年 5 月—1986 年 3 月，中国辐射防护研究院放射生物学研究所（现名放射医学与环境医学研究所）助理研究员，进行放射生物学与放射毒理学研究；1986 年 3 月—1996 年 3 月，山西大学环境保护科学系副教授、教授、硕士生导师，任环境生物学教研室主任（1991—1996 年）；1996 年 3 月—2002 年 7 月，山西大学生物系（现名生命科学与技术学院）环境生物学研究所所长、教授、博士生导师；2002 年 7 月—2009 年 7 月，山西大学环境科学与工程研究中心教授、博士生导师、博士后导师，第一任中心主任（2002—2006 年）。在山西大学期间主要进行环境医学、环境毒理学、生态毒理学教学和科研。

国际科研合作或交流：1989 年 2 月—1990 年 2 月，英国牛津大学药学系毒理学研究室高级访问学者／合作研究；1991 年 11 月—1992 年 7 月，德国汉堡大学环境与职业毒理学研究室、德国毒理学研究所合作研究；1995 年 3 月—1995 年 10 月，美国得克萨斯大学加尔维斯顿医学分部环境毒理学研究所高级访问学者／合作研究。此外，曾赴加拿大、俄罗斯、法国、意大利、比利时、荷兰、日本、芬兰、挪威、瑞典、丹麦等国进行短期学术交流。

科研领域：长期从事环境医学与健康、环境毒理学、生理学（信号分子）和生态毒理学教学和科研。

主要科研方向：二氧化硫及其他非金属和金属化学物毒理学与生理学、沙尘天气及其细颗粒物医学与健康、地方病学、放射生物学、实验肿瘤学、免疫核酸以及生物气体信号分子等。

主要发现和研究成果：①二氧化硫（SO_2）或大气细颗粒物可引起实验动物多种器官细胞染色体畸变和微核增加、DNA 损伤、脂质过氧化损伤、细胞超微结构损伤、基因组或多种基因表达失调、多种酶和细胞膜损伤等毒理学效应，发现是对人体健康具有多种毒性作用的全身性毒物。②SO_2、氨、甲醛是新型生物气体信号分子。在生理试验中，二氧化硫水溶液可以作为气态 SO_2 的供体，氨水可以作为气态氨的供体。SO_2 在生理浓度下可引起血管舒张，其机制主要与 BKca 离子通道和 NO/cGMP 信号途径有关，而高浓度 SO_2 引起的血管舒张机制与 L 型钙通道、K_{ATP} 等离子通道有关。③沙尘天气（包括沙尘暴）和沙尘颗粒物可引起呼吸和心血管系统的多种疾病或损伤效应；长期暴露于沙尘天气的农民可引起非职业性尘肺——"沙漠尘肺"。④首先将膜片钳技术应用于细胞毒理学研究，发现和证明 SO_2、过氧化氢、铝、铅等对海马神经元、背根神经元及心肌细胞膜钾、钠、钙离子通道均具有毒理学或生物学作用。⑤揭示 SO_2 使哮喘加重或发病率增加的分子机理及其作为促癌物的促癌作用分子机理。⑥砷对人血淋巴细胞转化和 DNA 合成的作用是双相性的，即低浓度有刺激作用，而较高浓度具有抑制作用；首次发现砷的低剂量兴奋效应。⑦硒对汞引起的细胞染色体损伤有预防或抑制作用；沙棘油对 SO_2 的细胞遗传损伤作用有防护效应。⑧一定剂量的电离辐射在抑制哺乳类细胞 DNA 某些区段转录（基因表达）的同时而促进另一些区段的转录，首次发现这种电离辐射对不同区段 DNA 转录效应的双向性和复杂性。⑨肿瘤免疫肝 RNA 对动物肿瘤的抑制作用具有肿瘤特异性，mRNA 可传递肿瘤免疫信息，肝脏在免疫系统中具有重要作用。⑩筛选出数十种适于华北地区生长的耐空气污染树种及对 SO_2、氟化氢、氯气敏感的可用于环境生物监测的多种植物。

获奖和著作： 获教育部科技进步奖二、三等奖各 1 项，教育部教学成果二等奖 1 项，山西省科技进步奖一、二、三等奖各 1、5、4 项；国家发明专利 1 项，实用发明专利 2 项。出版中、英文著作 22 部，发表学术论文 400 余篇，其中 SCI 收录 100 余篇。

环境医学与环境毒理学教学： 1986 年在国内率先为环境科学专业本科生开设"环境毒理学"课程及其实验课程，并自编教材。1987 年率先为环境科学专业本科生开设"环境医学"课程。2000 年主编出版专著《环境毒理学》（中国环境科学出版社），填补了国内空白。2003 年主编第一部国家级《环境毒理学基础》（高等教育出版社）教材，并入选教育部普通高等教育"十五"国家级规划教材，随后于 2010 年、2018 年主编第二次、第三次修订版。2015 年主编出版第一部《现代环境毒理学》大型著作（中国环境出版社）。2017—2018 年，组织多校教师制作了"环境毒理学慕课"，至今已在"中国大学 MOOC"平台开课 8 次、在清华大学"学堂在线"平台开课 5 次。

生态毒理学教学： 1987 年，在国内率先为植物学和生态学研究生开设"生态毒理学"课程，并自编教材。2006 年主编的《生态毒理学原理与方法》（科学出版社）为国内最早三本生态毒理学专著之一。2009 年主编出版第一部国家级《生态毒理学》教材（高等教育出版社），并入选教育部普通高等教育"十一五"国家级规划教材。2019 年主编出版普通高等教育"十三五"规划教材《生态毒理学》（中国环境出版集团）；同时组织多校教师制作了"生态毒理学慕课"，至今已在"中国大学MOOC"平台和清华大学"学堂在线"平台各开课 6 次。

环境科学与工程学科建设： 作为首席专家分别在 1994 年、1998 年、2003 年、2005 年，以环境毒理学研究及应用为主攻方向，组织申请并获得国务院学位委员会或人事部批准山西大学环境生物学（1998 年国家调整为环境科学）硕士点（1994 年）、环境科学博士点（1998 年）、环境科学与工程博士后流动站（2002 年）、环境科学与工程一级学科硕士点（2006 年）；成为国内最早招收环境生物学、环境毒理学、环境健康学及生态毒理学博士研究生的环境科学博士点。在环境科学领域，精心培养出以环境与健康、环境毒理学、生态毒理学及环境生态学为研究方向的 40 余名硕士、18 名博士、2 名博士后。

参考文献

蔡曦光，2005. 8 例非职业性尘肺的分析 [J]. 环境与健康杂志，22(1): 68.

陈怀涛，马卓，朱宣人，等，1994. 动物尘肺研究 [J]. 畜牧兽医学报，25(1): 84-90.

陈威，郭新彪，2007. 沙尘与非沙尘细颗粒物总颗粒物及其有机、水提取物的致突变性 [J]. 毒理学杂志，21(2): 120-122.

陈卫红，2006. 尘肺防制的研究进展与展望 [J]. 中华劳动卫生职业病杂志，24: 513.

程志斌，刘艳菊，郭青云，等，2018. 沙尘暴源区土壤盐碱扬尘对大鼠呼吸系统的免疫损伤. 生态毒理学报 [J]. 13: 128-139.

戴海夏，宋伟民，2001. 大气 $PM_{2.5}$ 的健康影响 [J]. 国外医学卫生学分册，28(3): 298-303.

董晨，宋伟民，施烨闻，2005. $PM_{2.5}$ 颗粒物引起血管内皮细胞氧化损伤的研究 [J]. 卫生研究，34(2): 169-171.

董静梅，刘举科，2014. 沙尘环境与人体微生态免疫调控的关系研究 [J]. 环境与职业医学，31(10): 811-815.

耿红，孟紫强，张全喜，2006a. 沙尘暴 $PM_{2.5}$ 水溶和有机成分对巨噬细胞的损伤 [J]. 中国环境科学，26(1): 20-24.

耿红，孟紫强，张全喜，2005. 沙尘暴细颗粒物对大鼠肺泡巨噬细胞钙水平和脂质过氧化的影响 [J]. 环境科学学报. 25(6): 845-850.

耿红，孟紫强，张全喜，2006b. 沙尘暴细颗粒物对大鼠肺泡巨噬细胞膜损伤 [J]. 中国公共卫生，22(2): 144-146.

国家环境保护局，国家技术监督局. 环境空气质量标准：GB 3095-1996 [S]. 北京：中国环境科学出版社，1996.

韩力慧，庄国顺，孙业乐，等，2005. 北京大气颗粒物污染本地源与外来源的区分——元素比值 Mg/Al 示踪法估算矿物气溶胶外来源的贡献 [J]. 中国科学，B 辑，化学，35(3): 1-10.

何凌燕，胡敏，黄晓锋，等，2005. 北京大气气溶胶 $PM_{2.5}$ 中的有机示踪化合物 [J]. 环境科学学报，25(1): 23-29.

华琳，阎岩，刘学宗. 2006. 用广义估计方程分析重复测量的定性资料 [J]. 药物流行病学杂志，15(1): 46-48.

华永芬，李星辉，韩俊先，等，2021. 沙尘暴 $PM_{2.5}$ 对大鼠心血管系统的影响 [J]. 中国心血管病研究，19: 928-932.

黄雪莲，金昱，郭新彪，等，2004. 沙尘暴 $PM_{2.5}$、PM_{10} 对大鼠肺泡巨噬细胞吞噬功能的影响 [J]. 卫生研究，33(2): 154-157.

匡运臣，高晓玲，1995. 包头市大气氟化物总量控制排放许可证研究 [J]. 环境科学研究，8(2): 28-31.

雷泽林，濮家源，白雪，等，2017. 沙尘天气对健康老年人呼吸道菌群及免疫功能的影响 [J]. 兰州大学学报（医学版），43: 43-46.

李保全. 2002. 风沙尘肺调查报告 [J]. 职业与健康，18(6): 13.

李盛，王金玉，冯亚莉，等，2019a. 甘肃地区沙尘污染对小学生呼吸系统疾病影响的研究 [J]. 中国预防医学杂志，20: 915-919.

李盛，王金玉，李普，等，2019b. 沙尘天气高发区小学生肺通气功能研究 [J]. 环境与健康杂志，36: 415-418.

李盛，王金玉，梁莉萍，等，2018. 甘肃省不同程度沙尘暴露地区儿童肺通气功能的差异 [J]. 环境与职业医学，35: 118-123.

李盛，王金玉，李普，等，2019. 沙尘天气的呼吸系统健康效应及机制研究进展 [J]. 环境与健康杂志，36: 78-82.

李星辉，雷林峰，乔燕，等，2019. 沙尘暴 $PM_{2.5}$ 颗粒致大鼠炎症反应和心脏损伤的研究 [J]. 心电与循环，38: 463-466，470.

李耀辉，2004. 近年来我国沙尘暴研究的新进展 [J]. 中国沙漠，24(5): 616-622.

李怡，厚银环，桑迎竹，等，2020. 沙尘天气致呼吸系统损伤及其机制的研究进展 [J]. 中国临床新医学，13: 1056-1061.

刘伟佳，陈维清，罗不凡，等. 2007. 广州市城乡居民高血压相关影响因素分析 [J]. 中国公共卫生，23(1): 34-36.

刘晓莉，李红，孟紫强. 2005. $PM_{2.5}$ 对大鼠心、肺、睾丸的氧化损伤作用 [J]. 中国环境科学，25(2): 160-164.

刘雨娟，王莉，姚兰，等，2018. TNF-α 介导的 NF-κB 通路在沙尘导致大鼠慢性咽炎中的作用及射干对其影响 [J]. 中国老年学杂志，38: 4254-4256.

罗晓玲，李岩瑛，李耀辉，等，2004. 河西走廊东部沙尘天气与武威市大气污染的关系研究 [J]. 中国沙漠，24(5): 642-646.

罗晓玲，2004. 河西走廊东部空气污染的天气成因分析及浓度预报 [J]. 干旱区资源与环境，18(6): 19-22.

孟紫强，卢彬，张剑，2008a. 沙尘天气颗粒物对呼吸与心血管系统疾病日入院人数的影响 [J]. 环境与职业医学，25(1): 1-7.

孟紫强，杨振华，潘竞界，等，2008c. 沙尘天气多发区民勤县发现多例非职业性尘肺病 [J]. 生态毒理学报，3(4): 337-342.

孟紫强，张剑，杨振华，等，2008b. 沙尘天气细颗粒物对呼吸及心血管系统疾病日门诊人数的影响 [J]. 环境与职业医学，25(3): 225-231.

孟紫强，张全喜，耿红，2006b. 沙尘暴细颗粒物致大鼠肺泡巨噬细胞 DNA 损伤 [J]. 环境与职业医学，23: 185-188.

孟紫强，张全喜，2006a. 沙尘暴 $PM_{2.5}$ 对大鼠肺细胞 DNA 损伤效应 [J]. 中国公共卫生，22: 1458-1459.

孟紫强，张全喜，2006b. 沙尘暴细颗粒物对大鼠肺、心、肝组织的氧化损伤效应 [J]. 卫生研究，35(6): 688-692.

孟紫强，胡敏，郭新彪，等，2003. 沙尘暴对人体健康影响的研究现状 [J]. 中国公共卫生，19(4): 471-472.

孟紫强，卢彬，潘竞界，等，2007a. 沙尘天气与呼吸系统疾病日入院人数关系 [J]. 中国公共卫生，23(3): 284-286.

孟紫强，卢彬，周义，等，2006a. 沙尘天气对呼吸系统疾病日入院人数影响的时间序列研究（1995—2003 年）[J]. 环境科学学报，26(11): 1900-1908.

孟紫强，张剑，耿红，等，2007b. 沙尘暴对呼吸及循环系统疾病日门诊量的影响 [J]. 中国环境科学，27(1): 116-120.

孟紫强，张剑，卢彬，2007c. 沙尘天气细颗粒物对高血压日门诊人数的影响 [J]. 环境与职业医学，24(5): 473-477.

孟紫强，张雷，2007. 沙尘暴对暴露儿童健康效应的研究 [J]. 生态毒理学报，2(4): 390-395.

孟紫强，张全喜，2005. 大气细颗粒物致大鼠肺泡巨噬细胞 DNA 损伤 [J]. 中国环境科学，25(1): 15-17.

孟紫强，2000. 环境毒理学 [M]. 北京：中国环境科学出版社 .

孟紫强，2015. 现代环境毒理学 [M]. 北京：中国环境出版社 .

孟紫强，2003. 环境毒理学基础 [M]. 北京：高等教育出版社 .

孟紫强，2010. 环境毒理学基础 . 2 版 [M]. 北京：高等教育出版社 .

孟紫强，2018. 环境毒理学 . 3 版 [M]. 北京：高等教育出版社 .

孟紫强，2006. 生态毒理学原理与方法 [M]. 北京：科学出版社 .

孟紫强，2009. 生态毒理学 [M]. 北京：高等教育出版社 .

孟紫强，2019. 生态毒理学 [M]. 北京：中国环境出版集团 .

孟紫强，2022. 环境毒物史 [M]. 北京：中国环境出版集团 .

孟紫强，2022. 二氧化硫信号分子研究 [M]. 北京：中国环境出版集团 .

孟紫强，2012. 二氧化硫生物学：毒理学、生理学、病理生理学 [M]. 北京：科学出版社 .

孟紫强，1984. 大骨节病 [M]. 太原：山西人民出版社 .

孟紫强，张全喜，杨振华，2012. 沙尘暴医学与毒理学 [M]. 北京：中国环境科学出版社 .

孟紫强，2010. 沙尘暴对健康的影响及防护 [J]. 环境与健康展望，118 (2C): 2.

聂芳菲，雷林峰，李星辉，等，2018. 沙尘暴天气颗粒物对心血管疾病的影响及缺血的作用机制研究进展 [J]. 中西医结合心血管病电子杂志，6: 51，54.

逄兵，张学书，蒋学之，1993. 沙漠尘和沙漠肺 [J]. 职业医学，20(5): 301-302.

钱正安，贺慧霞，翟章，等，1997. 我国西北地区沙尘暴的分级标准和个例谱及其统计特征 [M]. 北京：气象出版社 .

秦大河，2003. 沙尘暴 [M]. 北京：中国气象出版社 .

孙维哲，韩京秀，雷苏文，等，2016. 沙尘天气对人群呼吸系统影响的流行病学研究 [J]. 中国公共卫生管理，32: 44-46.

孙小龙，李星辉，华永芬，等，2021. 沙尘暴 $PM_{2.5}$ 颗粒对大鼠心电的影响 [J]. 中国心脏起搏与心电生理杂志，35: 458-462.

孙业乐，庄国顺，袁蕙，等，2004. 2002 年北京特大沙尘暴的理化特性及其组分来源分析 [J]. 科学通报，49 (4): 340-346.

孙兆彬，安兴琴，崔甍甍，等，2016. 北京地区沙尘天气、非沙尘天气下颗粒物（$PM_{2.5}$、PM_{10}）对心血管疾病入院人次的影响 [J]. 2016 中国环境科学学会学术年会论文集（第四卷），266-275.

汤旦林，李晓强，1997. 统计在生命科学中的实践与认识（Ⅴ）Meta- 分析（下）[J]. 数理统计与管理，16 (5): 59-64.

王菲菲，郑灿军，郭新彪，2006. 沙尘与非沙尘 $PM_{2.5}$ 对人肺成纤维细胞存活率及细胞间通讯的影响 [J]. 卫生研究，35(1): 26-30.

王金玉，李盛，董继元，等，2018. 兰州市沙尘颗粒物污染与儿童呼吸系统疾病日门诊人次的关联性研究 [J]. 中国卫生统计，35: 504-509，514.

王立君，韩俊先，华永芬，等，2021. 沙尘暴 $PM_{2.5}$ 对小鼠心肌基质金属蛋白酶表达的影响 [J]. 国际心血管病杂志，48: 102-105.

王莉，刘雨娟，姚兰，等，2018. 山豆根对沙尘所致慢性咽炎 NF- κb 信号传导通路的影响作用 [J]. 中国中医基础医学杂志，24: 471-473.

王式功，董光荣，陈惠忠，等，2000. 沙尘暴研究的进展 [J]. 中国沙漠，20(4): 349-356.

卫生部卫生统计信息中心，北京协和医院世界卫生组织疾病分类合作中心编，2001. 国际疾病分类（1CD-10）应用指导手册 [M]. 北京：中国协和医科大学出版社.

魏爱丽，孟紫强，2006. 沙尘暴细颗粒物对人外周血淋巴细胞的遗传损伤效应 [J]. 环境与健康杂志，23(4): 291-293.

魏爱丽，孟紫强，牛瑞芳，2006. 沙尘暴细颗粒物对人外周血淋巴细胞微核形成的影响 [J]. 环境科学学报，26(3): 509-514.

夏库拉·巴克特亚尔，林青，刘珍珠，等，2021. 新疆且末地区沙尘暴过程中空气细菌群落结构变化的比较 [J]. 环境科学学报，41: 364-372.

杨振华，孟紫强，潘竞界，等，2008. 沙尘暴多发地区人群呼吸与循环等系统疾病的现患调查 [J]. 环境与职业医学，25(1): 8-12.

杨振华，孟紫强，2008. 民勤县和甘谷县人群呼吸与循环等系统疾病现患调查 [J]. 山西大学学报，31(2): 292-296.

张广兴，李霞，2003. 沙尘暴观测及分级标准研究现状 [J]. 中国沙漠，23(5): 586-591.

张晓龙，张艳芳，赵景波，2001. 近年来中国沙尘暴发生特点、成因及其防治对策 [J]. 干旱区资源与环境，15(3): 31-36.

中国疾病预防控制中心职业卫生与中毒控制所，2002. 尘肺病诊断标准：GB Z70-2002［S］. 北京：法律出版社.

中国气象局，2003. 沙尘天气年鉴 2002 年 [M]. 北京：气象出版社.

钟建斌，雷泽林，唐艳，等，2017. 沙尘暴 $PM_{2.5}$ 生物学效应及作用机制研究进展 [J]. 环境与职业医学，34: 280-284.

庄国顺，郭敬华，袁蕙，等，2001. 2000 年我国沙尘暴的组成、来源、粒径分布及其对全球环境的影响 [J]. 科学通报，46(3): 191-196.

Abdolkazem N, Mehdi V, Esmaeil I, et al., 2017. Comparison of normal and dusty day impacts on fractional exhaled nitric oxide and lung function in healthy children in Ahvaz, Iran [J]. Environmental Science and Pollution Research, 24: 12360-12371.

Ahmad B, Ali B M, Abooalfazl A, et al., 2020. The effects of short-term exposure to selected heavy metals carried by airborne fine particles on neural biomarkers during dust storms [J]. Human and Ecological Risk Assessment: An International Journal, 27: 1309-1323.

Aili A, Oanh T K N, 2015. Effects of dust storm on public health in desert fringe area: case study of northeast edge of Taklimakan Desert [J]. China Atmos Pollut Res, 6(5): 805-814.

Akaike H, 1987. Factor Analysis and AIC [J]. Psychometric, 52: 97-104.

Alink G M, Sjogren M, Bos R P, et al., 1998. Effect of airborne particulate from selected indoor and outdoor environment on gap-junctional intercellular communicat ion[J]. Toxicol Lett, 96: 209-213.

Ardon-Dryer K, Mock C, Reyes J, et al., 2020. The effect of dust storm particles on single human lung cancer cells [J]. Environmental Research. Section A, 181: 108891.

Badeenezhad A, Baghapour M A, Sorooshian A, et al., 2020. Investigating the relationship between central nervous system biomarkers and short-term exposure to PM_{10}-bound metals during dust storms [J]. Atmospheric Pollution Research, 11: 2022-2029.

Bishop J K, Davis R E, Sherman J T., 2002. Robotic observations of dust storm enhancement of carbon biomass in the North Pacific[J]. Science, 298(5594): 817-821.

Burnett R T, Smith D M, Stieb D, et al., 1999. Effects of particulate and gaseous air pollution on cardiorespiratory hospitalizations[J].Arch Environ Health, 54(2): 130-139.

Buschini A, Cassoni F, Anceschi E, et al., 2001. Urban airborne particulste genotoxicity evaluation of different size fractions by mutagenesis tests on microorganisms and comet assay[J]. Chemosphere, 44: 1723-1736.

Campen M J, Nolan J P, Schladweiler M C, et al., 2001. Cardiovascular and thermoregulatory effects of inhaled PM—associated transition metals: a potential interaction between nickel and vanadium sulfate[J]. Toxicol Sci, 64(2): 243-252.

Chen Q, Wang M, Sun H, et al., 2018. Enhanced health risks from exposure to environmentally persistent free radicals and the oxidative stress of $PM_{2.5}$ from Asian dust storms in Erenhot, Zhangbei and Jinan, China [J]. Environment international, 121: 260-268.

Chen S J, Hsueh L T, Kao M J, et al., 2004. Chmacteristics of particles sampled in southern Taiwan during the Asian dust storm periods in 2000 and 2001[J]. Atmos Environ, 38: 5925-5934.

Chen Y, Sheen P, Chen E, et al., 2004. Effects of Asian dust storm events on daily mortality in Taipei, Taiwan[J]. Environ Res, 95(2): 151-155.

Daniella G, Yinon M, Eddie C, et al., 2017. Origin-dependent variations in the atmospheric microbiome community in eastern mediterranean dust storms [J]. Environmental Science & Technology, 51: 6709-6718.

Deng F, Guo X, Liu H, et al., 2007. Effects of dust storm $PM_{2.5}$ on cell proliferation and cell cycle in human lung fibroblasts[J]. Toxicol In Vitro, 21: 632-638.

Dentener F J, Carmichael G R, Zhang Y, et al., 1996. Role of mineral aerosol as a reactive surface in the global troposphere[J]. Geophys Res, 101(D17), 22: 869-889.

Dimich-Warda H, Campa P G, Kennedy S M., 2006. Gender differences in respiratory symptoms—does occupation matter?[J]. Environ Res, 101(2): 175-183.

Dockery D W, Pope C A., 1994. Acute respiratory effects of particulate air pollution[J]. Annu Rev Public Health, 15: 107-132.

Dominici F, McDermott A, Zeger S L, et al., 2002. On the use of generalized additive models in time-series studies of air pollution and health[J]. Am J Epidemiol, 156: 193-203.

Faraji M, Pourpak Z, Naddafi K, et al., 2018. Effects of airborne particulate matter (PM_{10}) from dust storm and thermal inversion on global DNA methylation in human peripheral blood mononuclear cells (PBMCs)in vitro [J]. Atmospheric environment, 195: 170-178.

Farsani M H, Shirmardi M, Alavi N, et al., 2018. Evaluation of the relationship between PM_{10} concentrations and heavy metals during normal and dusty days in Ahvaz, Iran [J]. Aeolian Research, 33: 12-22.

Federico P O, Gladys V C, Uriel A R, et al., 2022. The link between COVID-19 mortality and $PM_{2.5}$ emissions in rural and medium-size municipalities considering population density, dust events, and wind speed [J]. Chemosphere, 286: 131634.

Feng Q, Endo K N, Cheng G D., 2002. Dust storms in China: a case study of dust storm variation and dust characteristics[J]. Bull Eng Geol Env, 61(3): 253-261.

Frank J K, Julia C F., 2020. Global nature of airborne particle toxicity and health effects: a focus on megacities, wildfires, dust storms and residential biomass burning [J]. Toxicology Research, 9: 331-345.

Geng H, Meng Z Q, Zhang Q X, 2005. Effects of blowing sand fine particles on plasma membrane permeability and fluidity and intracellular calcium levels of rat alveolar macrophages[J]. Toxical lett, 157: 129-137.

Geng H, Meng Z Q, Zhang Q X, 2006. In vitro responses of rat alveolar macrophages to particle suspensions and water-soluble components of dust storm $PM_{2.5}$[J]. Toxicol In Vitro, 20(4): 575-584.

Gholamreza G, Philip KH, Mohsen Y, et al., 2021. Forecasting $PM_{2.5}$ concentration using artificial neural network and its health effects in Ahvaz, Iran [J]. Chemosphere, 283: 131-285.

Gonzalez-Martin C, Coronado-Alvarez N M, Teigell-Perez N, et al., 2018. Analysis of the impact of African dust storms on the presence of enteric viruses in the atmosphere in Tenerife, Spain [J]. Aerosol and Air Quality Research, 18: 1863-1873.

Goudarzi G, Daryanoosh S M, Godini H, et al., 2017. Health risk assessment of exposure to the Middle-Eastern dust storms in the Iranian megacity of Kermanshah [J]. Public Health, 148: 109-116.

Goudarzi G, Shirmardi M, Naimabadi A, et al., 2019. Chemical and organic characteristics of $PM_{2.5}$ particles and their in-vitro cytotoxic effects on lung cells: the Middle East dust storms in Ahvaz, Iran [J]. Science of the Total Environment, 655: 434-445.

Gross J E, Carlos W G, Harber P, et al., 2018. Sand and dust storms: acute exposure and threats to respiratory health [J]. American J. Respiratory and Critical Care Medicine, 198: 13-14.

Grover A K, Samson S E, Robinson S, et al., 2003. Effects of peroxynitrite on sarcoplasmic reticulum Ca^{2+} pump in pig coronary artery smooth muscle[J]. Am J Physiol Cell Physiol, 284(2): 294-301.

Guo Z, Sheng L, Feng J, et al., 2003. Seasonal variation of solvent extractable organic compounds in the aerosols in Qingdao, China[J]. Atmos Environ, 37(13): 1825-1834.

Hamzeh M J, Alireza S, Yaghoob F, et al., 2020. Gallic acid affects blood-brain barrier permeability, behaviors, hippocampus local EEG, and brain oxidative stress in ischemic rats exposed to dusty particulate matter [J]. Environmental Science and Pollution Research, 27: 5281-5292.

Hefflin B J, Jalaludin B, McClure E, et al., 1994. Surveillance for dust storms and respiratory diseases in Washington State, 1991[J]. Arch Environ Health, 49(3): 170-174.

Heussen G, Alink G., 1992. Inhibit ion of gap-junctional intercellular communicat ion by TPA and airborne part iculat e matter in primary culture of rat alveolar type II cells[J]. Carcinogenesis, 13(4): 719-722.

Holguin F, Tellez-Rojo M M, et al., 2003. Air pollution and heart rate variability among the elderly in Mexico City[J].Epidemiology, 14(5): 521-527.

Huttner E, Gotze A, Nikolova T., 1999. Chromosomal aberrations in humans as genetic endpoints to assess the impact of pollution[J]. Mutat Res, 445: 251-257.

Imrich A, Ning Y, Kobzik L., 2000. Insoluble components of concentrated air particles mediate alveolar macrophage responses in vitro[J]. Toxicol Appl Pharmacol, 167(2): 140-150.

Isaac N L, Karen Y F, Kevin M G., 2005. Associadon of ambient air pollution with respiratory hospitalization in a government designated "area of concern" : the case of Windsor, Ontario[J]. Environ Health Perspect, 113(3): 290-296.

Jaafari J, Naddafi K, Yunesian M, et al., 2021. Associations between short term exposure to ambient particulate matter from dust storm and anthropogenic sources and inflammatory biomarkers in healthy young adults [J]. Science of the Total Environment, 761: 144503.

James L C, Wayne C E, Percy M S, et al., 2016. The association between dust storms and daily non-accidental mortality in the United States[J]. Environ Health Perspectives, 124(11): 1735-1743.

Kadhum S A, 2020. A preliminary study of heavy metals pollution in the sandy dust storms and its human risk assessment from middle and south of Iraq [J]. Environmental Science and Pollution Research International, 27: 8570-8579.

Keil D E, Buck B, Gooeeens D, et al., 2018. Nevada desert dust with heavy metals suppresses IgM antibody production [J]. Toxicology Reports, 5: 258-269.

Kim Y K, Jung J S, Lee S H, et al., 1997. Effects of antioxidants and Ca^{2+} in cisplatin-indced cell injury in rabbit renal cortical slices[J]. Toxicol Appl Pharmacol, 146(2): 261-269.

Kunal B, Kumar M A, Sachchidanand S, et al., 2019. Impact of dust storm on phytoplankton bloom over the Arabian Sea: a case study during March 2012 [J]. Environmental Science and Pollution Research International, 26: 11940-11950.

Kwaasi A A, Parhar R S, al-Mohannna F A, et al., 1998. Aeroallergens and vianle microbes in sandstorm dust. Potential triggers of allergic and nonallergic respiratory ailments[J]. Allergy, 53(3): 255-265.

Kwon H J, Cho S H, Chun Y S, et al., 2002. Effects of the Asian dust events on daily mortality in Seoul, Korea[J]. Environ Research, 90(1): 1-5.

Lee H, Kim H, Honda Y, et al., 2013. Effect of Asian dust storms on daily mortality in seven metropolitan cities of Korea[J]. Atmospheric Environment, 79: 510-517.

Lee J H, Herzog T A, Meade C D, et al., 2007. The use of GEE for analyzing longitudinal binomial data: a primer using data from a tobacco intervention[J]. Addict Behav, 2(1): 187-193.

Lei Y C, Chan C C, Wang P Y, et al., 2004. Effects of Asian dust event particles on inflammation markers in peripheral blood and bronchoalveolar lavage in pulmonary hypertensive rats[J]. Environ Res, 95: 71-76.

Liao D, Creason J, Shy C, et al., 1999. Daily variation of particulate air pollution and poor cardiac autonomic control in the elderly[J]. Environ Health Perspect, 107(7): 521-525.

Lin M, Chen Y, Burnett R T., 2002. The influence of ambient coarse particulate matter on asthma hospitalization in children: case crossover and time-series analyses[J]. Environ Health Perspect, 110: 575-581.

Luginaah I N, Fung K Y, Gorey K M, 2005. Association of ambient air pollution with respiratory hospitalization in a government-designated "area of concern": the case of Windsor, ontario[J]. Environ Health Perspect, 113(3): 290-296.

Ma Y, Zhang H, Zhao Y, et al., 2017. Short-term effects of air pollution on daily hospital admissions for cardiovascular diseases in western China [J]. Environmental Science and Pollution Research, 24: 14071-14079.

Ma Y, Zhou J, Yang S, et al., 2017. Assessment for the impact of dust events on measles incidence in western China [J]. Atmospheric Environment, 157: 1-9.

Ma Y, Xiao B, Liu C, et al., 2016. Association between ambient air pollution and emergency room visits for respiratory diseases in spring dust storm season in Lanzhou, China[J]. International Journal of Environmental Research and Public Health, 13(6): 613.

Magari S R, Hauser R, Schwartz J, et al., 2001. Association of heart rate variability with occupational and environmental exposure to particulate air pollution[J].Circulation,

104(9): 986-991.

Maryam F, Zahra P, Kazem N, et al., 2019. Chemical composition of PM_{10} and its effect on invitro hemolysis of human red blood cells (RBCs): a comparison study during dust storm and inversion [J]. J Environmental Health Science & Engineering, 17: 493-502.

Mathur M L , Choudhary R C, 1997. Desert lung syndrome in rural dwellers of the Thar desert , India[J]. J Arid Environ, 559-562.

Meghdad P, Kiomars S, Philip K, et al., 2020. Carcinogenic risks of particulate matter during Middle Eastern dust events and normal days [J]. Atmospheric Pollution Research, 11: 1566-1571.

Meng Z Q, Lu B, 2007. Dust events as a risk factor for daily hospitalization for respiratory and cardiovascular diseases in Minqin, China[J]. Atmos Environ, 41(33): 7048-7058.

Meng Z Q, Zhang Q X, 2006. Oxidative damage of dust storm fine particles instillation on lungs, hearts and livers of rats[J]. Environ Toxicol Pharma, 22: 277-282.

Meng Z Q, Zhang Q X, 2007. Damage effects of dust storm $PM_{2.5}$ on DNA in alveolar macrophages and lung cells of rats[J]. Food Chem Toxicol, 45: 1368-1374.

Michael D S, Andrew S C, Oriana S, et al., 2018. Lung health in era of climate change and dust storms [J]. Environmental Research, 163: 36-42.

National Weather Bureau of China, 1979. Criterion of surface meteorological observation[M]. Beijing: Meteorological Press.

Nevalainen J, Pekkanen J, 1998. The effect of particulate air pollution on life expectancy[J]. Sci Total Environ, 217: 137-241.

Norboo T, Saiyed H, Angchuk P, et al., 2004. Mini review of high altitude health problems in Ladakh[J]. Biomed Pharmacother, 58(4): 220-225.

Ostro B, 1993. The association of air pollution and mortality: ex-amining the case for inference[J]. Arch Environ Health, 48: 336-342.

Otani S, Onishi K, Kurozawa Y, et al., 2016. Assessment of the effects of severe winter disasters on public health in Mongolia on the basis of loss of livestock[J]. Disaster Medicine and Public Health Preparedness, 33: 23-27.

Park M H, Kim Y P, Kang C H, 2003. Aerosol composition change due to dust storm:

measurements between 1992 and 1999 at Sosan, Korea[J]. Water, Air, SoilPollut, Focus 3: 117−128.

Penning T, 1999. Dihydrodiol dehydrogenases and polycyclichydrocarbon activation: genaration of reactive and redox active o−quinones[J]. Chem Res Toxicol, 12 (1): 1−18.

Policard A, Collect A, 1952. Deposition of silicosis dust in thelungs of inhabitants of Saharan region[J] . Arch Indus Hyg Occupat Med, 5: 527− 534.

Pope C A, Burnett R T, Thurston G D, et al., 2004. Cardiovascular mortality and long−term exposure to particulate air pollution: epidemiological evidence of general pathophysiological pathways of disease[J]. Circulation, 109(1): 71−77.

Rad B B, Mohammadi M J, Geravandi S, et al., 2017. Investigation of years of life lost caused by dust storm in western part of Iran [J]. Archives of Hygiene Sciences, 6: 221−228.

Riley M R, Boesewetter D E, Kim A M, et al., 2003. Effects of metals Cu, Fe, Ni, V, and Zn on rat lung epithelial cells[J]. Toxicology, 190(3): 171−184.

Rosa I, Mario G, Braulio D, 2015. Organic extracts from African dust storms stimulate oxidative stress and induce inflammatory responses in human lung cells through Nrf2 but not NF−κB[J]. Environ Toxicol Pharmacol, 39(2): 845−856.

Sagai M, Lim H, Ichinose T, 2000. Lung carcinogenests by diesel exhaust particles and the carcinogenic mechanism via active oxygens[J]. Inhal Toxicol, 12: 215−223.

Sahar G, Pierre S, Omidi K Y, et al., 2017. A comparative study of hospital admissions for respiratory diseases during normal and dusty days in Iran [J]. Environmental Science and Pollution Research, 24: 18152−18159.

Samet J M, Dominici F, Curriero F C, 2000. Fine particulate air pollution and mortality in 20 US cities, 1987−1994[J]. Engl J Med, 343: 1742−1749.

Sandal S, Yilmaz B, Chen C H, et al., 2004. Comparative effects of technical toxaphene, 2, 5−dichloro−3−biphenylol and octabromodiphenylether on cell viability, $[Ca^{2+}]_i$ levels and membrane fluidity in mouse thymocytes[J]. Toxicol Lett, 151(3): 417−428.

Schwartz J, 2000. Harvesting and long term exposure effects in the relation between air pollution and mortality[J].Am J Epidemiol, 151(5): 440−448.

Shahsavani A, Tobas A, Querol X, et al., 2020. Short−term effects of particulate matter during desert and non-desert dust days on mortality in Iran [J]. Environment International, 134: 105299.

Singh N, 1994. Technical report modification of alkaline microgel eletrophoresis for sensitive detection of DNA damage[J]. Int Radiat Biol, 66(1): 23-28.

Soresi S, Catalano F, Spatafora M, et al., 2005. "Light" smoking and dependence symptoms in high-school students[J]. Respir Med, 99(8): 996-1003.

Srirml K, Gary X L, Jefferson A M, et al., 2020. Biological effects of inhaled hydraulic fracturing sand dust VII. Neuroinflammation and altered synaptic protein expression [J]. Toxicology and Applied Pharmacology, 409: 115300.

Sun Y, Zhuang G, Wang Y, et al., 2005. Chemical composition of dust storms in Beijing and implications for the mixing of mineral aerosol with pollution aerosol on the pathway[J]. Geophys Res., 110: 1-11.

Teng Joshua C Y, Chan Y S, Peng Y I, et al., 2016. Influence of Asian dust storms on daily acute myocardial infarction hospital admissions[J]. Public Health Nursing, 33(2): 118-28.

Terada H, Ueda H, Wang Z, 2002. Trend of acid rain and neutralization by yellow sand in east Asia—a numerical study[J]. Atmos Environ, 36(3): 503-509.

Timblin C R, Shukla A, Berlanger I, et al., 2002. Ultrafine airborne particles cause increases in protooncogene expression and proliferation in alveolar epithelia cells[J]. Toxicol Appl Pharmacol, 179(2): 98-104.

Tollefsen E, Langhammer A, Romundstad P, et al., 2007. Female gender is associated with higher incidence and more stable respiratory symptoms during adolescence[J]. Respir Med, 101(5): 896-902.

Wang S, Wang J, Zhou Z, et al., 2005. Regional characteristics of three kinds of dust storm events in China[J]. Atmos Environ, 39(3): 509-520.

Wang Y, Zhuang G, Sun Y, et al., 2005b. Water-soluble part of the aerosol in the dust storm season-evidence of the mixing between mineral and pollution aerosols[J]. Atmos Environ, 39: 7020-7029.

Wang Y, Zhuang G, Tang A, et al., 2005a. The ion chemistry and the source of $PM_{2.5}$

aerosol in Beijing[J]. Atmos Environ, 39(21): 3771-3784.

Wang Y, Lin Y, 2015. Mortality associated with particulate concentration and Asian dust storms in Metropolitan Taipei[J]. Atmospheric Environment, 117: 32-40.

Wei A L, Meng Z Q, 2006a. Introduction of chromosome aberrations in cultured human lymphocytes treated with sand dust storm fine particles (PM$_{2.5}$)[J]. Toxicol Lett, 166: 37-43.

Wei A L, Meng Z Q, 2006b. Evaluation of micronucleus induction of sand dust storm fine particles (PM$_{2.5}$)in human blood lymphocytes[J]. Environ Toxicol Pharmacol, 22: 292-297.

Williams P L, Sable D L, Mendez P, et al., 1979. Symptomatic coccidioidomycosis following a severe natural dust storm. An outbreak at the Naval Air Station, Lemoore, Calif[J]. Chest, 76(5): 566-570.

Xie S, Yu T, Zhang Y, et al., 2005. Characteristics of PM$_{10}$, SO$_2$, NO$_x$ and O$_3$ in ambient air during the dust storm period in Beijing[J]. Sci Total Environ, 345(1-3): 153-164.

Zahra A, Zahra P, Masud Y, et al., 2019. Proinflammatory effects of dust storm and thermal inversion particulate matter (PM$_{10}$)on human peripheral blood mononuclear cells (PBMCs)in vitro: a comparative approach and analysis [J]. J Environmental Health Science & Engineering, 17: 433-444.

Zanobctti A, Schwartz J, Dockcry D W, 2000. Airborne particles are a risk factor for hospital admissions for heart and lung disease[J]. Environ Health Perspect, 108(11): 1071-1078.

Zeidler P, Hubbs A, Battelli L, et al., 2004. Role of inducible nitric oxide synthase-derived nitric oxide in silica-induced pulmonary inflammation and fibrosis[J]. J Toxicol Environ Health A, 67(13): 1001-1026.